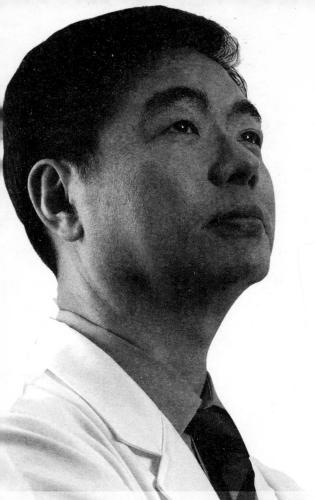

高血压名医

[韩] 宣在光 著

王志国 译

"提高自愈力，至于高血压"

走出降压困局

吉林科学技术出版社

图书在版编目（CIP）数据

走出降压困局 / （韩） 宣在光著 ； 王志国译. -- 长春：吉林科学技术出版社， 2014.8

ISBN 978-7-5384-8061-0

Ⅰ．①走… Ⅱ．①宣… ②王… Ⅲ．①高血压—防治

Ⅳ．①R544.1

中国版本图书馆CIP数据核字（2014）第195559号

走出降压困局

著 者	宣在光
出 版 人	李 梁
责任编辑	韩 捷 张延明
翻 译	王志国
助理翻译	盛 辉 潘政旭 史方锐 张 植
封面设计	长春美印图文设计有限公司
制 版	长春美印图文设计有限公司
开 本	710mm×1000mm 1/16
字 数	240千字
印 张	17.5
印 数	1-8000册
版 次	2015年1月第1版
印 次	2015年1月第1次印刷

出 版	吉林科学技术出版社
发 行	吉林科学技术出版社
地 址	长春市人民大街4646号
邮 编	130021
发行部电话/传真	0431-85635177 85651759 85651628
	85677817 85600611 85670016
储运部电话	0431-84612872
编辑部电话	0431-85610611
网 址	www.jlstp.net
印 刷	长春第二新华印刷有限责任公司

书 号	ISBN 978-7-5384-8061-0
定 价	35.00元

如有印装质量问题可寄出版社调换

版权所有 翻印必究

序言

我开始集中精力研究高血压疗法是从大学预科一年级开始的。

我父亲原本是特别健康的人，在一次定期体检中查出血压值为21.3/12.0千帕，因此被诊断为高血压病并需要服用降压药，父亲听从了医嘱开始服用降压药。两年后的一天，父亲去登山，回来之后因脑出血而死亡。

其实，自从服用了降压药，父亲就经常说头晕、头痛，但是我和家人都没有把父亲的这些症状当回事。父亲去世后，我一直为自己的冷漠而后悔不已。从此之后，治疗高血压就成了我一生中最重要的研究课题，甚至获得了"高血压博士"的称号。

我研究、治疗高血压的历史已经超过20年了。这期间，在中医院遇到了无数的高血压患者，也亲眼目睹了他们血压恢复正常，身体恢复健康的过程。也经常听他们说，在西医院进行高血压诊断之后，医生常说的一段话就是："降压药要吃一辈子，新的降压药长期服用也不会有不良反应。""停止服用降压药会出大事，所以吃降压药要像吃饭一样认真对待。"所以，高血压患者无论何时何地都会把降压药带在身边。

我认为降压药是这个世界上最不好的一种药。降压药是一种通过人为控制血管收缩或者血管扩张的方式进行降低血压的药物，它完全没有考虑形成高血压的根本原因。它甚至通过减少血流量来降低血压，其结果是造成了各种不良反应和并发症，这也是我不相信降压药的缘由。无论哪种降压药，都不会根据个人的体质和生活环境去对高血压进行根本性的治疗。

对于我的这种想法，一位熟人曾经问过我："既然降压药那么不好，为什么医院还给开呢？"

其理由之一是医院或者医生均以"血压绝对数值"为基础进行高血压诊断。其实，血压会根据人自身的情况，随着年龄而变化，且每个人所能承受的血压范围也不相同，所以所谓的"血压绝对数值"这种理论是根本不能成立的。韩国现在已有1000万高血压患者了，这与高血压判定标准有莫大的关系。

医院如此治疗高血压患者的原因，还有患者们正在支出的大量的药费和诊疗费。其实，高血压患者中有95%以上属于"原发性高血压"，此类型的高血压其病因是不可知的，大量患者都是在不知患病原因的情况下服药，这极大地保障了制药公司及医生的收入。

我在2005年11月出版了《西医学无法阐明的高血压病因》及《从四种类型看待高血压治疗》，在这两本书中揭露了降压药的真相，本书则是把之前的两本书合成了一本之后再进行修订、补充的修订版。当时没能说明的内容本次也一并纳入。读过此书，你就会知道服用降压药的危险性，同时也会逐渐知道停止服用降压药，通过提高自愈力治疗高血压的方法。读过此书，你就不必担心要抱病生活，也不必担心会患上并发症了。

有几句话想叮嘱高血压患者，停止服用降压药后可能血压马上就会升高，此时要如此去思考："血压是通过随时的升降来调节人体的生理性反应，同时也是维持人体抗生性的装置，一天之内会有几十次变化，甚至会根据早晚、季节温度不同而发生微妙的变化。血压就如同人体内的气压表。血压只是人体内的一种生理现象，而不是病，高血压只是因为某些原因而导致动脉内压力升高的一种状态而已。"

而且我们还要坚信："人体本身有自愈的力量。名医不在医院，而在自身。把这种力量作用于生活是最重要的。"同时还要下定决心："坚持通过调节压力、充分的休息、均衡的饮食、营养管理、规律的运动等生活习惯来恢复健康的身体。"

2011 年 1 月

宣在光

目　录

第五章　了解原因就能找出治疗方法

第六章　高血压基本疗法汇总

第 1 章

你真的是高血压患者吗

你是通过什么方式被诊断为高血压患者的？
你怎么看待"降压药要终身服用"这句话？
慢慢了解高血压的患病过程，就会发现你疏
忽了自身的力量，而一些高血压医学常识也
错得离谱。

你吃降压药的
真正原因

我们中的很多人平时身体没有任何症状，以很好的身体状态生活着。但到因投保而进行身体检查，或是因为消化障碍、头痛等症状到医院看病时，才知道自己患了高血压，于是便开始服用降压药。

但是，大部分的人不知道的是：自己为什么血压高，也不知道在医院里得到的处方是哪类的降压药，它的不良反应又有哪些。"血压高，容易引发肾衰竭、心肌梗死、脑梗死、脑出血等重大病症，因此必须服用降压药。"医生如是说。所以，高血压人群每天都坚持服用降压药也就不难理解了。

有些高血压症状是暂时的，如果掌握了血压上升的原因，并能够很好地应对的话，血压恢复的可能性也是很大的。但是，一开始就服用降压药，那么我们一直依赖医院和医生的悲剧也就从此上演了。因此，我们必须慎重地决定到底服不服用降压药。

引起血压高的原因有许多种，有的是遗传引起的，有的是心脏疼痛引起的，有的是因为不正确的饮食习惯和生活习惯引起的。想要掌握引起高血压的原因，就必须根据具体症状区别对待。但现实却不那样。医院把医生和患者确定为"竖直关系"，不会对你进行详细的说明，而只是会告诉你，如果不吃药的话会引发种种重大的疾患。

降压药是要吃一辈子的药
深深地刻在我们的脑海里

"降压药，只要开始吃就要吃一辈子。"这样的话就像常识一样刻在我们的脑中。因为我们受到了医生"决不能停药"这句话的影响。最初给我们开处方的医生，随时都会叮嘱我们千万不要停药。人在一般情况下，被灌输了某种强烈的认识后就会很难被改变。其结果就是，我们会把不能停药当成真理一样来接受。甚至还会相信，如果停药的话就会立刻死去。

我们必须要知道的事实是：所有的西药都有使病症缓和的作

13

用，但西药却不能根治病症。西药有三种功效，我们来介绍一下。

一、西药给人一种虚假的安全感，西药消除了一些病症但却搁置了最根本的问题。从降压药方面来说，高血压是体内警示症状中的一种，不顾这种警示症状的根本原因，只使用药物来抑制这种病症的话，那我们就将会与高血压共度一生。

二、所有的西药都会在人体内残留毒素，因此，人们服用西药越久，在人体内堆积下来的毒素就会越来越多。

三、西药会使人的免疫系统机能下降，引发多种不良反应。

自然而然地变成了真正的患者

高血压的患者不知道降压药的不良反应，所以无条件地服用降压药。其理由有两个：一是因为医生对高血压只是进行一下简单的说明就过去了。二是患者深信医生的话，因为这已成为习惯，再加上医生不会对高血压患者给予教育以及生活上指导。换句话说，我们现在的医疗就是为了让患者安心，所以一味地为患者开降压处方。

在这个过程中，药物所带来的不良反应的最终受害者还是患者本身。人们不仅不知道药物的不良反应，而且还会带着纯真的笑容去接受。这时，医生不会对患者说"是降压药出现了不良反应"，而是会说"你得了什么什么病"，从而再给患者开上另一种药。对于这种医疗服务，我们没有必要感到委屈或愤怒，当时以纯真的面容站在医生面前，对于医生所有的指示都毫无疑问，不也是患者自己吗？从现在开始，我们要承认，我们当时轻率地听取了医生的话，但今后要脱掉纯真面容，变身为思维缜密的医疗消费者。

高血压患者不吃降压药能够得到治愈吗？虽然不是所有的高血压患者都能得到治愈，但是大部分的高血压症状都会得到缓解。我们拥有知道身体出现这种症状的原因是什么，什么样的药物可以使这种症状稳定下来的权力。只有我们自己才能从药的不良反应中保护好自己，医疗也是一种服务，我们则是为这种服务交付费用的消费者。

跨国药物公司和医院因利益而牺牲患者

听医生的话而依赖医生有一定好处，但我们生活的世界并不是那么的单纯，医疗事业只为患者考虑，提供服务的时代已经过去很久了，而我们夹在跨国医药公司和医院之中。

制药公司隐藏的秘密，人体的抗生性和自愈力

制药公司不想让我们知道的最重要的秘密就是，我们所有的人都有着令人惊奇的自愈的能力。健康的身体是非常自然的状态，人

体正为维持正常的身体状态而不懈的努力，这个过程就叫做抗生性。像变形虫一样，人类也是有机体，也是依存着内部的抗生性机制来维持生命的。中医的最基本原理就是考虑到人体的抗生性，目的是提高人体的自愈能力。

另一方面，西医并不承认人体的自愈功能，而是急于消除症状。尤其是降压药，相对于它的优点而言，它的弊端也渐渐地凸显出来。在长期的临床研究中发现，服用降压药的患者，也被严重的心脏病、疲劳、头痛、勃起功能性障碍等症状所折磨着。对于这样的研究结果，美国国家联合委员会（Joint National Committee）以及所有医疗机关都提倡，在治疗临界高血压到轻度高血压的过程中尽量使用"非要药物疗法"（无降压药疗法）。

事实上，80%以上的高血压患者属于临界高血压（16.0~21.3/12.0~12.5千帕），轻度高血压（18.7~21.3/12.7~13.9千帕），中度高血压（18.7~24.0/14.0~15.2千帕）范围。这些患者可以通过改变饮食习惯、加强营养调理、调整生活方式等方法来调节高血压。

人们正在通过多方面的研究来证明非药物疗法对于治疗高血压是有效的。一个对比研究证明，非药物疗法（包括自然治愈）在治疗高血压的过程中，相对于降压药而言，所得到的治疗效果更为明显。美国心脏病学杂志（American Journal of Cardiology）调查了药物治疗高血压的效果，在论文中披露："我们没有必要给一部分单纯患有高血压的患者用药。相对于降压药的费用和药物产生的不良反应而言，患者们能否有相应的治疗效果还是一个疑问。"

虽然我们有实质性的证据和专业的医学观点，但为什么降压药依然如此受欢迎呢？美国医学协会杂志所刊登的一篇论文称："因为治疗高血压不仅要靠药物处方，更重要的是要去看医生。"也就是说，降压药是制药商和医生的摇钱树。据推断，治疗高血压药物的年销售额达到 100 亿美元以上。很多患者的血压是在临界高血压和轻度高血压范围值之内，如果鼓励高血压患者用非药物疗法来治疗高血压，这样一来，不仅医生受到了很大损失，制药商每年也要蒙受 50 亿美元以上的损失。韩国也存在同样的现象。

患者一旦开始服用降压药就要一直服用下去，而且最少要服用 6 个月。这样还不如用改变生活方式、改变饮食习惯的自然疗法来降低血压，我们要相信人体的自愈能力。在了解了血压上升的原因后，要通过调整自己的生活方式来观察身体的变化，做到事先避免血压上升，是有可能克服高血压的。

世界卫生组织建议大家，每隔一周测一次血压，共测 3 次。如果这 3 次血压最低值都在 12.0 千帕以上的话，就再每隔一个月测一次血压，共测 3 次。只有在血压最低值都达到 13.3 千帕的时候，才有必要服用降压药。而且根据临床观察结果显示，患者是否要服用降压药，除了要经过至少 6 个月的降压努力外还要在接受中医治疗后才能确定。

只顾利益的
制药商

　　高血压是良性疾病，它的性质与病毒入侵或恶性肿瘤是截然不同的，并没有绝对的依据来判断人是否患有高血压。也就是说，病毒可以在显微镜下观察到，而是否患有肿瘤也可以用核磁共振成像等检查确诊。但是人体的血压每天都会升高再恢复到正常值，这样反复几次，因为人体有调节自身的功能。所以"患有高血压"这个概念就显得有些模糊了。

高血压的范围在逐步扩大

医生通常用"血压绝对数值"来判断患者的血压是高血压还是正常血压。但纵观历史，血压相对值却在渐渐降低。

在 20 世纪初的德国，如果患者的收缩压达到 21.3 千帕以上，舒张压达到 13.3 千帕以上，那么就会被诊断为高血压，并进行治疗。在这个时期，德国国内的高血压患者已有 700 万人。1974 年德国设立了高血压联盟，提出了新的血压绝对数值，即：收缩压 18.7 千帕，舒张压 12.0 千帕（下文中都用 18.7/12.0 千帕表示）。参照新的血压绝对数值，德国的高血压患者数量一下增加了 3 倍。当时，为高血压联盟提供赞助的人大都是制药商。

2003 年 5 月，美国联合委员会修订并公布了第 7 次报告书。此报告书中高血压的正常值范围更大了。他们引进了"高血压全阶段"的测定方法，提出本属于正常范围的收缩压 17.3~18.5 千帕，舒张压 11.3~11.9 千帕的人患高血压的可能性比正常人高出 2 倍。关注此现象的一些医生不禁失笑道："如果还要像现在一样继续降低高血压正常值范围的话，是不是连三岁小孩儿都要吃降压药呀！"而最近美国的一个血压测定指导方针上已经出现了这样的文字。

"3 岁以上的所有人，定期检查血压值是可取的。"

这不可怕吗？这不只是美国或者德国的言论，而是全世界的趋势，患高血压病的人群正在继续扩大。

高血压小常识

大家知道血压的另一种单位 mmHg 怎样读吗?

mmHg 也是血压单位,读作"毫米汞柱(milimeters of mercury)",是压力、压强的非法定计量单位。测量血压时,汞在标有毫米刻度的玻璃管内上升或下降,形成汞柱,它的端面在多少毫米刻度时,就叫多少毫米汞柱。

高血压黑手党的横行

一些医生确定地说:"让高血压患者群逐渐扩大的背后推手不是别人,正是'高血压黑手党'"。"高血压黑手党"是指那些通过施加压力让正常血压范围一降再降的少数学术界权威人士。他们这样做的唯一理由是——卖药。

增加药物销售量最简单易行的方法莫过于增加服药的人数。为此,他们把那些自我感觉健康的人变成药物的消费者。尤其"确诊为高血压"是一种将人们变为"永久顾客"的强有力的促销手段。

这一现象无论是对患者,还是对社会来说都是十分严重的问题。原因在于有学术界权威者的参与,患者或普通人只能选择相信,而患者数量越多就会导致药物销量越来越大。

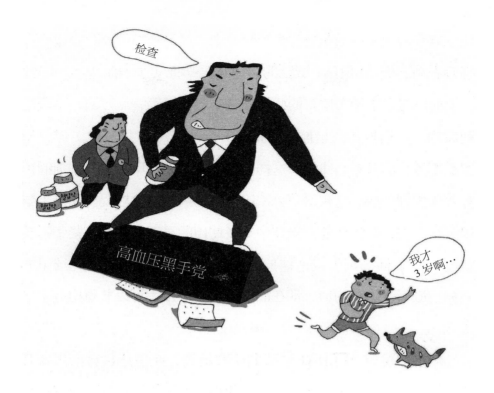

　　拼命靠卖药提高收益的高血压黑手党们甚至宣称，连 3 岁孩子也要被列为测量血压的对象。

制药公司的策略使科学数据成为了无用之物

　　2002 年《美国医生会刊》上刊登了一篇关于高血压药物的具有划时代意义的研究结果。ALLHAT 试验在 8 年期间对 34 000 名对象进行的大规模研究，发现利尿剂的降压效果最强，治愈率、预防率也最高，同时并发症的出现概率也最低。而在此之前医药公司还一直强调利尿剂虽能有效预防脑卒中，但是却很难预防心律不齐等心脏病。但 ALLHAT 试验的研究结果却证实了一个事实：在预防高血压患者中最常患有的心绞痛或心肌梗死等病症方面，不管是利尿剂、钙拮抗剂还是血管紧张素转换酶（ACE 抑制剂）效果基本差不多，但是对心律不齐这样的并发症来说，反而是利尿剂的预防效果更好一些。这和医药公司所强调的内容恰恰相反。在这个结果公布之前，医生在处方治疗中更多使用的是新出的血管紧张素转换酶（ACE 抑制剂）或钙拮抗剂。如果我们跟随新的研究结果把利尿剂应用于临床的话，那在高血压治疗费用上可以节省出数十亿美元。

但是即便有 ALLHAT 试验的研究结果，医生还是会给患者开新药贵药。因为对于医生来说，比起科学的结论或论据，对他们影响更大的是从销售人员到电视广告所构成的医药公司巨大的促销网。所以 ALLHAT 试验研究结果在 2002 年公布并未引起什么轩然大波就销声匿迹了。

韩国人服用降压药的数据统计

韩国沿用了美国的医药制度，同样也被卷入了制药公司的阴谋。韩国在 2007 年降压药销售额超过了 1 兆韩元，在高达 9 兆多韩元总额的韩国医药市场中仅这一类药物就能卖到 1 兆韩元的情况实属首次。

韩国 2011 年统计的高血压患者达到 1000 万名，健康保险总支出中药物费用超过了 2 兆韩元，而据推算现在全世界的高血压患者约多达 10 亿名。正常血压值范围降低也是治疗高血压药物市场扩大的原因之一。而瞄准高血压患者逐渐增加这一现象的医药公司开始推出新药并推广市场，也都获得了颇多收益。

美国辉瑞公司生产的高血压治疗药物"活络喜"仅 2004 年就在韩国达到了 1300 亿韩元的高销售额，并一跃成为高血压治疗药物的代名词。韩美药品公司（Hanmi）生产的降压药在推出两年就卖到了 500 亿韩元。中根堂、CJ、SK 医药等公司也推出了平改良后的高血压治疗药物，总收益达到了数百亿韩元。

获得诺贝尔和平奖的世界心脏内科名医伯纳德·劳恩看到韩国的现状说道："韩国的医疗制度以美国为原型。据我所知，韩国是世界上药物花费最高的国家。韩国健康保险总支出中，药物费用的比例超过了 30%，而就连遭到'药物费用比例较高'批判的美国才不过 10%，这形成了鲜明对比。"

韩国由于医疗费用而导致的经济问题越来越严重，而这些问题能否妥善解决不仅对韩国人民的身体健康，还对社会结构有着很大的影响。从美国医疗制度中沿用过来的专科医疗和高级医疗给国家财政带来相当大的负担，因而导致国家对社会其他方面的资金投入相应减少。

如果出现了什么新型病毒或难以预防的传染病时，需要为了治疗患者而采取同之前治疗疾病时完全不一样的对策。但是血压是和这完全不一样的问题。不管是 100 年前、50 年前还是现在，人类的心脏和血管工作原理以及血液流动根本就没有变化，但为什么高血压的标准范围却在逐渐扩大。我只是好奇，到底有多少医生或医药公司可以毫无保留地真正解释一下这个问题。

"医疗势力"的
影响力超乎想象

　　掌管世界医疗、左右全球经济的"医疗势力"，无视人们的健康和中医学的优点，他们最重视的是"又多了一项能赚钱的事业"。与重视患者的生活习惯和人体自然治愈力的中医学相比，资本家们只是利用多种医学机器，调动医院、研究所、西药等各种手段来积累资本。虽然中医学在治疗慢性疾病上更有效果，但是利润少，所以他们将医疗事业的重心放在西医学上。

　　医疗势力的影响范围非常广，如世界卫生组织（WHO）、美国国立研究院（NIH）、世界贸易组织（WTO）、国际货币基金组织（IMF）等，甚至也影响到各个国家的传统医学组织。

以"能赚钱"的方式治疗慢性疾病

通过中医疗法治疗慢性疾病，不仅带给人们健康甚至也可以逐步改善国家财政．但是通过中医疗法治疗高血压、糖尿病、癌症等慢性疾病的人不多，一方面原因是中医学界对此准备不够充分，但最重要的原因是中医学不能给"医疗势力"带来经济效益。掌管世界医疗、可左右全球经济的"医疗势力"的目的，不是为了人类的健康，而是利用医学谋取利益。

所以我们应该认识到，医学对人类有帮助的一面更有危险的一面，我们应该重新认识医生带给我们的观念，摆正姿态，去了解更多的治疗方法。

为了合理就医而必备的高血压相关常识

下面让我们一起来了解一下血压是如何形成的？血压是什么？高血压指的是什么？和人体的血液循环有什么关系？是否需终身服药？只有了解了这些常识性知识，才不会有病乱投医，从而做到合理就医。

血压是维持生命的自然生理现象

血压即心脏为了向人体提供血液在输送血液时形成的压力。心脏每分钟跳动 70~80 次，以向全身输送有氧的新鲜血液，全身组织器官在新陈代谢过程中消耗了血液中的氧，代谢过的血液被静脉带回心脏，心脏又将血液射入肺，进行二次供氧。这些血得到供氧而成为新鲜血液，又通过心脏，被输送到全身组织，这种血液在全身流动的现象被称为"血液循环"。

心脏像水泵一样，通过收缩向全身输送血液，这时的血压是收缩压即高压。相反，心脏在充血时产生的血压即舒张压，就是低压。心脏通过这种收缩输血和扩张充血的功能来维持人体正常运转。

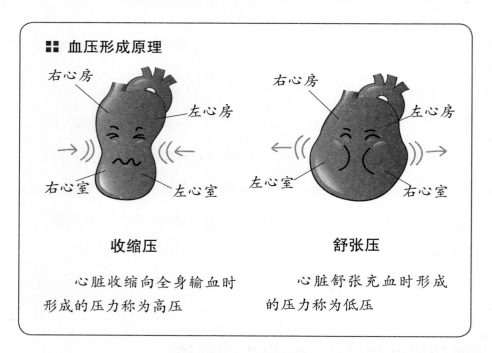

血压形成原理

右心房　左心房　右心室　左心室

右心房　左心房　左心室　右心室

收缩压

心脏收缩向全身输血时
形成的压力称为高压

舒张压

心脏舒张充血时形成
的压力称为低压

这样，心脏在向全身输送血液的过程中便产生了血压，血压的最高值和最低值随着心脏的不断收缩、舒张而反复出现。只要生命体征存在，这种压力差就会在生命体内自然形成。收缩压与舒张压的正常差值为 5.3 千帕。

高血压小常识

测测适合自己的血压

各年龄段标准血压值

年龄段（岁）	标准血压（千帕）	
	低压	高压
20	9.6~10.0	16.1~17.1
30	10.0~10.5	16.5~17.3
40	10.7~11.2	17.6~18.7
50	10.7~12.1	19.2~20.0
60	11.9~12.1	20.9~22.1
70 以上	11.9~12.1	22.0~22.8

高血压是维持正常血液循环的一种生理现象

　　通常情况下，全身组织所需的血液可以通过标准血压来供应。但由于某种特殊原因，正常的血液循环需更大的压力来维系，便产生了高血压。从这个角度来看，高血压本身并不能称为疾病，它只是为了保证人体血液循环正常进行而产生的一种人体自我调节的恒常性现象。这类身体组织自我调节的例子还有很多，比如饥饿时肚子发出声响、体能下降时感觉劳累困倦等。恒常性现象是指为了维持人体组织功能的正常机能反应。

高血压的早期临床表现

由于心脏或动脉中的血压升高而引起的高血压，通常会有几种早期临床表现，但患者大多无明显自觉症状。其早期临床表现为头痛、肩颈部僵硬并疼痛、手脚麻木、耳鸣、眩晕、心悸、心跳加快等。

血压升高，与脑相连的血管壁就会变硬，从而引起头痛。情况严重时，尤其是耳后（风池穴）痛感强烈并伴有恶心呕吐的话，应及时到医院就诊。

由高血压引起的眩晕症，一般只是有头晕的症状，身体不会失去平衡跌倒。高血压人群经常会感觉身体局部瞬间麻木，甚至长期伴有轻度语言障碍、运动障碍、意识不清等症状。

引发高血压的多种病因

高血压是遗传病吗

引发高血压的主要原因有多种，其中心脏功能异常可导致血液循环不畅或使血管出现问题，引起连锁反应结果导致血压上升，所以很多人都认为高血压是遗传病。对高血压遗传概率的研究结果显示，高血压遗传的可能性为 30%~60%。但是对于基因会给高血压带来决定性的影响的说法，至今还没有找到科学的根据。

● 父母都有高血压的情况→子女患高血压的概率为 60% 左右

● 父母有一方正常，另一方有高血压的情况→子女患高血压的概率为 30% 左右

● 父母中有一方是高血压，另一方是低血压的情况→子女患高血压的情况为 30% 左右

以上结果表明，遗传基因与高血压在某种程度上有一定的关联性。但与其说高血压是由遗传因素支配的结果，倒不如说是高血压患者继承了父母身上使高血压形成的环境（饮食习惯和生活习惯）更妥当一些。

高血压的出现是因为人体具有自我调节功能

高血压因个人体质特征和生活习惯的不同，发生的原因也不同。有的人起因于肾脏疾病，有的人起因于心脏疾病，有的人起因于脾胃的消化系统疾病，有的人则是因气血不足引起的，所以人体内有功能比较弱的内脏器官是引起高血压的主要原因。人的自我调节功能就是为了保护虚弱器官会向它输送更多的气血以维持它的功能。也就是为了保护身体、防止疾病的产生，人体会迅速地向虚弱器官

输送更多的血液，在这个过程中血压会升高。而且人体内的虚弱器官不仅会引发高血压，它也是所有疾病出现的主要原因。

饮酒、吸烟也是使血压升高的原因之一

抽烟可使人体末梢血管收缩致血压上升，随着抽烟时间的增长会出现"慢性一氧化碳中毒"的现象引起动脉硬化。另外，它也会引发脑血栓、心绞痛甚至心肌梗死，这是烟草中含有的尼古丁使交感神经兴奋造成的。如果交感神经兴奋一直使身体处于紧张状态，血管就会收缩，体内肾上腺素等物质过多分泌导致血压上升。

一般情况下适量饮酒后血压会下降，但是也有饮用少量酒也会出现脉搏变快、心跳加速、脸色苍白等症状的人。

喝酒的时候要注意酒精含量及摄入的热量，1克酒精会产生29焦耳（7卡路里）的热量。一瓶度数很低的啤酒就会产生大约418焦耳（100卡路里）的热量，越是度数高的酒其含热量越高，如一杯清酒和一碗饭的热量是一样的。因热量摄取过多会导致肥胖，所以过度饮酒会引起肥胖，最终引发高血压。下酒菜也是导致肥胖的原因之一，其大都是比较咸、油腻和辛辣的食物，这类食物摄取过多会导致血压升高，甚至患脑血栓。所以高血压患者或者想预防高血压的人，干脆把烟酒都戒掉是最好不过了。

温差大会使血压上升

在深冬季节人们会通过取暖设施将室内温度保持在 20℃以上。虽然温暖的室内温度本身对高血压患者来说不会造成什么问题，但是室内与室外温度差异很大的话，就会对血压造成不好的影响。

人从温暖的室内进入室外低温环境，这时毛细血管收缩，汗毛孔闭塞，外气（温度、湿度、气压、风力等外部环境的大气变化）和内气（温度、湿度、气压、风力等人体内部环境变化）会出现混乱。与此同时，血压会大幅上升。

人的性格也会对血压造成影响

据美国西北大学研究组在美国医学协会发表的研究论文表明，年轻时耐性不足、有很强敌对感的人，到了 30~40 年龄段时患高血压的概率为 84%，是其他性格平和的人患病概率的 2 倍。

高血压与精神压力有密不可分的关系

心脏活动或血压高低是由人体自律神经来调节的。如果人总处于精神紧张、压力过大的生活中，血压自然会上升，只有将心态稳定，血压才会恢复正常。所以即使服用降压药也只是起到暂时性的降压作用，"精神紧张"这个根本原因没有消除，即使服用再长时间的降压药也不可能将高血压治愈。

05 为了治愈高血压要从根本转变想法

《奇迹健康法》的作者瓦塔纳贝曾经指出：“现在对治疗疾病的思考方式需要从根本上进行转换，人体本身就拥有治愈病痛的力量，应把这种力量进行适当地运用。为此，我们应该从营养、运动、精神作用等方面来健康的生活。病痛不用药来治愈而是通过人体生命力来治愈的，这种自身治愈能力被称之为自然治愈力。现在西方医学的缺点就在于无视自然治愈力。”

正如瓦塔纳贝所说，西方医学无法从根本上治疗疾病的原因在于看待疾病的观点不同。

每个人的免疫力、自然治愈力不同，疾病发生的方式以及出现的症状也不同。西方医学认为细菌或是遗传基因是引发疾病的原因，但是中医则认为，人体本身就是疾病的主体和客体，强调通过自然治愈力和免疫力而从根本上治疗疾病。

其实从人体的机制上考虑，在预防及治疗疾病方面最重要的是尽最大能力利用人体的自然治愈力。比如生活习惯不健康或是长期食用不健康的食物，在血管壁上附着了脂肪、废物等，人体的自然治愈力会自发地将这些废物排出血管外，从而形成血栓。血栓是人体血液净化需要而产生的现象。所以人体出现的各种症状一般都是因自身需要而产生的。

所以，从根本上治疗疾病，应该从认识病因开始，而将所有疾病都归咎于病原体治病就会偏离疾病的根本病因。

适合自己的治疗方法才是最好的

西方医学在诊断及治疗高血压方面，主要依据是血压测量数值，但这应该仅是参考项目而已。滥用药物只会造成各种不良反应以及各种并发症。我们不该过分相信各种医学数据，要从中脱离出来，通过自身的努力去治愈自身的疾病。

世界级免疫学者也对过分依赖科学数据而进行疾病治疗表示担心："近代医学界选择 EBM，也就是以科学数据为基础的治疗方式。

这种思考方式固然重要，但是如果过分执著，患者就不会被治愈。治疗应对患者个人的体质、生活方式以及生活环境等有了充分的掌握后再进行，治疗的 NBM（根据个人特性进行的治疗方式）才是最重要的。"

只有根据个人的特性进行治疗，高血压之类疾病才能得到根本性的解决。中医治疗方法就比较符合这个观点，它是对人体进行综合性考查，找到原因后再进行治疗的方法。为了我们的身体健康，这种治疗方才才是应该被推崇的。

如果一个孩子得了呼吸系统疾病，医生们会如何治疗呢？西医会拿出能够杀死引发呼吸器官感染病菌的药物来，而中医则会从孩子是否吃母乳、与妈妈亲近与否、孩子的体质如何等方面去全盘考虑，之后再为其开处方。

如此，我们可以看出西医与中医在看待疾病的视角及治疗方法上的不同。哪个才是是真正为了我们的身体健康而开的处方，这答案不言而喻。

发热、痛症是人体为了健康而发出的信号

我们通常在头痛或者发热的时开始吃药。病症也许能平稳几小时。但是，为什么会出现这种症状，这种症状必须得用药物来消除吗？

从中医学角度看，这些症状的出现是人体为了维持健康状态而出现的正常现象。

发热是人体自愈过程中的一种防御机制

发热是人体免疫功能作用增强、驱走病因的一种方法，表现为体温上升。为使免疫力在与病原体的斗争中更有利，还会降低细菌繁殖速度或使细菌停止繁殖。这种自我治愈的表现在动物界是比较普遍的。发病时鱼会去温暖的水里游泳，蜥蜴和蛇会去晒太阳，哺乳类动物则会发热。这些都是他们为了增强免疫力、赶走体内病因的表现。所以，发热是人体自我治疗的机能表现，最好的应对方法是从调节体温方面下手。根据人体健康的状况，体力、体型、体质的不同，一般情况下，只要多喝水（预防脱水）就可抵抗发热。

痛症虽然使人痛苦，但是它是一种对人体有利的反应

痛症虽然是令人讨厌的一种症状，但从人体自愈的方面去看，它却是通过异常反应从而给人们一种人体求助的生命信号，是人体在治疗当中或修复中的一种信号。让人们知道人体正在和与它不相适应的物质或问题进行斗争。但外伤造成的疼痛，如交通事故中受到的外部冲击，则须采取应急措施。但一般来说，痛症是由组织发炎、气血循环不畅、体温降低、免疫力下降等原因所引起的。

第 2 章

停了降血压药，
高血压才能好

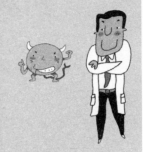

你一定会感到惊讶，但这却是不争的事实。服用降压药会使心脏的功能减弱，而且它起到的只是强制降压作用。服用降压药可能会使血压测量值明显降低，但却给我们带来了各种并发症。所以高血压患者还是停了降压药吧，这样才能根治疾病，虽然这句话听起来很是具有讽刺意味。

与生病相比，
药物的不良反应更可怕

俗话说"是药三分毒"，西药一般含有人体所分解不了的无机物，这就是所谓的毒性。现在制作西药，通常是把具有天然药效的成分通过人工合成做成化学药品，所以大部分的化学药品不是直接使用具有药效的药材、香草，而是通过分解、加工的方式，也就是通过化学反应的方法制作出来的，其利润可达到数十倍甚至是数百倍。

有个医学博士曾经说过：很多人盲目相信药到病除，但这个常识却是错误的。像高血压这类疾病，吃10年的药，或每天都在吃药是正确的治疗方式吗？这不是真正的治疗方法，只能说是一种遏制症状的方法而已。吃降压药并不能使疾病得到根本的治疗，所以患者的人数在持续增加。滥用药不仅仅对人体本身有害，更会使人体的自愈力下降。药效越好的药，不良反应越大。这种"对症下药"甚至可以说是为了遏制症状而使用毒素，是西医疗法的一大错误。

每天有近 300 人因为药物不良反应而死亡

据美国医学协会期刊报道，世界上每年在医院因药物不良反应而死亡的患者多达 106 000 名，即每天近 300 名患者因服用市面上的药而死去。

某位学者说："这只不过是医院透露的数字而已，如果把那些在家及养老院里因药物的不良反应而受害的人都加起来，每年可能会有超过 100 万人死于药物不良反应。"

106 000这个数字是当年美国"9·11事件"中死亡人数的35倍，是越南战争中死亡人数的2倍。更令人惊叹的是每年都在发生。这是美国食品药品监督管理局根据每年50多万个报告而计算出来的，绝对不是荒谬的推测。根据亚利桑那大学的研究，大约有28%的患者是因为处方药或与药物关联的原因而入院，每3名患者中就有1名因为药物的原因住院。每年因患乳腺癌死亡的人数大约有46 000人，因患艾滋病死亡的人大约为40 000人，与这些数值相比，因药物不良反应而死亡的人数该有多么恐怖。

02 西医降压药
降血压的原理

不管怎样，还是有很多医生把降压药当做处方，而且吃药的患者还会说药很有效果。那么，其降压原理又是什么呢？

降压药看得到的效果是使血压值下降，使人体保持正常的血压。看到了这种效果，制药公司和医生们就会说："因为吃了降压药，不就可以简单地把血压维持在正常值了吗？"他们只得意于药效。但严格来说，降压药是一种无视病因，只是强制地把血压降下来的降降压药。

西医降压药有多种降压方式，基本上是扩充血管、减少血液量、降低心率等三种。降压药的这三种机能只能使血管的弹性和心脏的弹力下降，只是一时降低了血压。

　　万一一种降压药不能很有效地降低血压的话，通常还会追加其他的降压药。一般来说，多数服用降压药的人，半数以上在同时服用两种以上的降压药。

扩张血管使血压降低

　　使血管变宽的药又叫做血管扩张剂，其中包括血管紧张素转换酶制剂（ACE 抑制剂）、钙拮抗剂、受体阻滞剂（ARP）等。服用了这种药，血管增宽，血管内抵抗力减少，因血管内空间扩大从而使血压降低。

　　最广泛被使用的是钙拮抗剂，使钙进入不到血管内壁的细胞中，扩充毛细血管，减小心脏肌肉弹力，而达到降压的效果。血管壁的细胞吸收了钙，血管就会强烈收缩，血小板吸收了钙就会凝缩，血管壁上增加了许多血小板的黏着物从而造成血压升高。如果可以使血管壁上的细胞和血小板摄取不到钙，血压就会降低。

　　钙拮抗剂和 ACE 抑制剂是用于降压的最常用药。钙拮抗剂的作用是降低心脏和心搏的收缩频率，使脉动迟缓下来从而抑制住神经冲动，但也带来了弱化心脏动力的不良反应。

减少血液量降低血压

利尿剂能够促进人体水分蒸发，减少血液量，从而起到降压的作用。这样会造成小便次数增多，血液里和身体内部的水分减少，从而造成血液中钾的浓度降低，而胆固醇和脂质的量却增加。

利尿剂因价格低廉，所以被广泛用于高血压患者最初的处方药中。也正因为它和其他的药配在一起服用降压效果明显，所以是在合并疗法中被优先考虑的一种药剂。迄今最广泛被使用的利尿剂是噻嗪类。噻嗪类利尿剂大多被用于轻微到中度的高血压处方药中。

降低心脏动力以降低血压

使心脏搏动次数降低、心脏跳动频率变慢以降低血压。其代表的药物有 β 受体阻滞剂，它可使心脏搏动数和心脏收缩率下降，使脉动迟缓下来，进而起到降低血压的效果。β 受体阻滞剂还被用于治疗心绞痛及心脏搏动障碍。服用 β 受体阻滞剂后，心脏的机能减弱，这就是其能够缓解心绞痛的真正原因。

β 受体阻滞剂给患者带来了很严重的不良反应。在血液循环中，由于心脏跳动次数的减少，向手、脚、大脑供给的血液也就减少。经常服用 β 受体阻滞剂的人会有诸多不良反应症状，如手足冰冷、神经痛、精神机能损伤、易疲劳、抑郁症、性欲减退、男性勃起功能障碍等。β 受体阻滞剂还在一定程度上升高了人体内的胆固醇和甘油三酸酯的含量。它会使心脏收缩力减小，从而造成心脏搏动无力，它对心脏血液的供给也非常不利。

另外，β 受体阻滞剂还有使肺部机能减退的不良反应，所以哮喘病患者不能使用。

医院的降压药处方

降压药的处方顺序根据症状的不同而略有差异，但一般情况下一开始先用利尿剂作为处方，如果这效果不佳，会加上交感神经抑制剂，最后再添加血管扩张剂。

在降压药中，利尿剂或其他的单独被使用的药物被称为第一阶段药物。氢氯化物利尿剂虽然已经被广泛使用于第一阶段药物里，但现在已经被钙拮抗剂和血管紧张素转换酶制剂（ACE 抑制剂）以及受体阻滞剂（ARP 制剂）等代替。由于 β 受体阻滞剂带有不良反应，现在已经不适合用于第一阶段药物当中了。

第二阶段使用两种药物，第三阶段使用三种药物，第四阶段使用四种药物。医生在药物产生不良反应之前只让患者服用单一的药物进行治疗。虽然也有医生主张非药物治疗，但是这种情况实在太少了。无论什么降压药都只是降低了血压，并没有从根本上治疗高血压。

不顾及根本原因

西医最大的问题在于根本没有可以防治血压升高的处方。

对于健康知识不足的患者来说，看到血压数值降低再降低，就认为血压回到了健康状态。

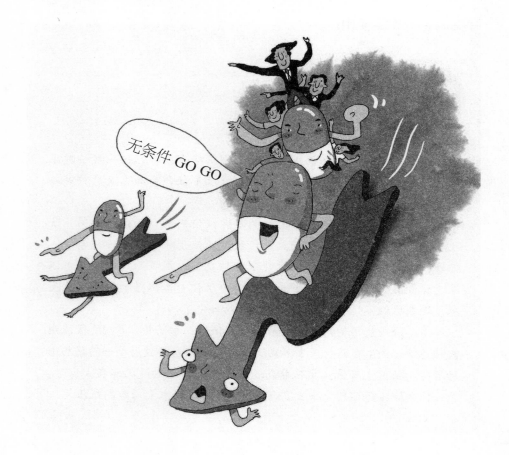

不顾及根本原因，只是盲目地降低血压数值

但实际上正好相反，前面我们说过，血压升高只不过是人体达到要保持均衡的一种恒定性反应。

如果解决了病根，血压就会自然而然降下去。但是，人们只是想降低血压的数值，而不去努力消除病根，这只会加重原来的病情。

降压药有很多不良反应，最严重的不良反应就是，搁置了血压升高的根本原因。

必须服用降压药的情况 VS 不能服用降压药的情况

必须服用降压药的情况

发生脑出血时，必须服用降压药降低血压。这是在血管破裂情况下才使用降压药的情况，为的是把血压降到适合的标准。因为有时高血压急性症状会给心脏带来负担，但这种情况并不多见。

决不能服用降压药的情况

发生脑动脉硬化时血液通路变窄，降低血压会使血液流速变慢，向大脑流去的血液量就会减少，从而会引起脑梗死。

产生动脉硬化时，血液想要供给被堵住的机体部分，身体就会自动地把血压升高。这时如果血压降低的话，就会造成堵塞机体部位血液供给不足，后果会非常严重。特别是年龄大的人，血压哪怕是发生小小的变动，也会很容易地引起这样那样的问题，所以不能强制降低血压。

服用高血压药
导致的不良反应

　　现在正在服用或即将停用降压药的人，有必要去详细地检查一下自己的身体。因为，大部分人都不知道自己正受着降压药不良反应的侵害。甚至有些人身体已经处于非常危险的状态而全然不知。高血压患者因药物而产生的不良反应有如下几种症状：

● 食欲下降，运动能力下降，易疲劳。

● 患抑郁症，失眠症。

● 头痛，眩晕症，消化不良。

● 水肿，胳膊酸痛，易口渴，易感冒。

● 心律不齐。

● 女性：抑郁症，失眠。

● 男性：勃起功能障碍，性欲衰退，小便次数多。

但这只是人体能感觉到的症状，更严重的甚至会危及生命。

钙拮抗剂的不良反应

钙拮抗剂是一种具有代表性的减弱血管弹力和心脏动力的降压药。心脏动力下降，运动能力当然也会跟着下降。因为心脏动力减弱了，血液在全身就会得不到好的循环，这样一来离心脏较远的四肢必定会感到酸痛。

除此之外，由于药物的不良反应还会引起严重的倦怠感、便秘、食欲不振、低血压、脸部红肿、头痛、脉搏无力、尿频、下肢水肿、女性子宫收缩力下降、男性勃起功能障碍（20% 的使用者）等症状，严重者还会导致心律不齐、心力衰竭、心绞痛等。

利尿剂的不良反应

利尿剂可促进体内钠和水分的排出，减少血液量使血压降低。长期服用会引起心脏机能减退及脱水等症状。在本书中列举的不良反应中，易渴症状就是脱水的一种表现形式。

利尿剂的其他不良反应包括：轻微头痛、血糖值上升、肌无力、由缺钙引起的肌痉挛等，还会导致性欲的减退。同时还会引起头痛、视线模糊、恶心、呕吐、痛风、糖尿病、心脏机能减退等症状。肝功能不好的人还会出现间歇性昏睡、胆固醇升高、倦怠、四肢无力、易口渴、消化障碍、脸红肿等症状，还会有脱水的可能性。

除此之外，它还会诱发钾、镁、钙的流失以及会有导致肾功能下降、引发脑卒中等。青光眼也是其中的一种不良反应，因为服用降压药，致使不能正常分泌眼内透明水状液，从而造成眼内压力上升，最终引起青光眼。

β 受体阻滞剂的不良反应

β 受体阻滞剂在韩国首次出现于 1960 年，直至 1990 年使用量开始减少。长期服用 β 受体阻滞剂会使其运动能力下降，心脏搏动迟缓，以致大幅体力下降。且心脏搏动迟缓就很难保证给手脚及大脑供给充足的血液，导致手脚冰冷、记忆力减退。

经常服用 β 受体阻滞剂的患者会出现手脚冷、眩晕症、微弱的疲劳感、心绞痛恶化、失眠症、抑郁症、肌无力、性欲减退、男性勃起功能障碍、神经痛等症状。

β 受体阻滞剂可抑制交感神经所引起的脂肪分解，长期服用甚至会诱发高脂血症、动脉硬化、心肌梗死等重症。

α 受体阻滞剂的不良反应

α 受体阻滞剂通过舒张血管，使外周阻力降低，从而降低血压。α 受体阻滞剂会使膀胱肌肉松弛，对于因前列腺肥大症而引起的小便不畅有一定治疗效果，但对女性来说则会引起压力性尿失禁。α 受体阻滞剂的不良反应一般包括：心脏跳动加快、眩晕症、口渴、口干、眼球充血、面部水肿、心悸、尿频、厌倦、头痛、性机能障碍等症状。

ACE 抑制剂和 ARB 抑制剂的不良反应

ACE 抑制剂（血管紧张素转换酶制剂）或 ARB 抑制剂（血管紧张素受体阻滞剂）是一种使体内动静脉舒张，血管外周阻力下降，从而使血压降低的药物。

血管紧张素 II 是血管紧张素中最重要的组成部分，血管紧张素作用于血管平滑肌，可使全身微动脉收缩，动脉血压升高。血管紧张素Ⅱ是已知最强的缩血管活性物质之一。ARB与ACE抑制剂作用原理相同，它们抑制血管紧张素转化酶的作用，使血管紧张素不能水溶分解为血管紧张素Ⅱ。服用后降压效果明显。

一开始服用ACE抑制剂时，血压会有显著的降低，但也会有低血压、眩晕症、头痛等不良反应，老年人还会出现脱水等症状。由于不良反应，导致血液生成的障碍以及因为体内钾含量的增加引起的肾脏功能障碍，所以肾功能弱的人应该慎重服用。20%~30%的患者一般在服用药物1周到1个月内会出现干咳的症状。全身发痒、倦怠感、四肢无力、食欲不振、蛋白尿、脸部水肿、咽喉痛等症状一般在服药1周内出现，停药2~3天后症状会逐渐消失。

服用ARB抑制剂产生的不良反应与ACE抑制剂一样，诸如高钾血症、低血压、肾功能障碍、水肿等。如果怀孕女性服用，会影响胎儿的正常发育，严重时还会造成流产，所以孕妇禁用此药。

通过前面的介绍，我们可以得出结论，服用降压药是没有对血压上升的根本原因进行治疗，只是简单地降低了人的血压值。就因为没有消除高血压的根本病因，所以我们的病情只能越来越严重。

长时间服用任何一种降压药，都会不可避免地产生一些不良反应，特别是患有糖尿病、高脂血症、贫血、慢性肺病等病症的患者，长期服用降压药则会更加危险。即使这样，医院仍然用这些降压药作为处方来治疗高血压。

降压药的种类、作用以及不良反应

降压药种类	作用	不良反应
α 受体阻滞剂	舒张血管，使外周阻力降低，从而降低血压	眩晕症、口渴、口干、眼球充血、面部水肿、尿频、倦怠感、头痛、性机能障碍
利尿剂	通过扩张血管以降低血压；或促进体内钠和水分的排出，减少血液量使血压降低	头痛、血糖升高、肌无力、缺钙引起的痉挛等，也会导致勃起功能障碍和性欲减退、胆固醇反应、倦怠、恶心、呕吐、口渴、脸部红肿、脱水、便秘等症
β 受体阻滞剂	使心率减慢，心肌收缩力减弱，心排血量下降，从而使血压降低	微弱的疲劳感、勃起功能障碍、性欲减退、手脚冷、血糖升高、眩晕症、失眠、噩梦、抑郁症等
钙拮抗剂	减弱血管弹力和心脏动力而降低血压	严重的倦怠感、便秘、食欲不振、低血压、脸部红肿、头痛、尿频、下肢水肿、子宫收缩力下降等
ACE 抑制剂	抑制血管紧张素转化酶的作用，使血管紧张素不能水溶分解为有很强升血压作用的血管紧张素 II	慢性咳嗽、全身发痒、倦怠感、气血虚、高钙血症、食欲不振、蛋白尿等

除此之外，交感神经抑制剂、ARB 抑制剂等多种降压药。

04 长期服用降压药，
会陷入并发症的苦痛之中

长期服用降压药会引发并发症。我们因为高血压而服用降压药，而吃药以后高血压并得到没有治愈，反而会患上一种新的病症，甚至几种病症。

寿命缩短、阿尔茨海默病、心脏病、脑卒中

虽然医生说服用任何药都会带来不良反应。但服用药物就会让你缩短寿命，你还会吃么？

　　美国曾以服用降压药和不服用降压药的人作为实验对象进行研究。结果显示，服用降压药的人比没服用降压药的人寿命要短。这是因为服用降压药使血压下降，会导致大脑血液供应不足，破坏大脑的活性，从而缩短了寿命。

　　日本医生东村成美通过研究得出结论：长时间服用降压药很容易患阿尔茨海默病（老年痴呆症），这是由于服药后血液循环不畅，导致大脑供应的血液不足，这样一来上了年纪就很容易患病。年龄大了每个人的血压都会升高，这是一种自然的老化现象。而长期服用降压药的话会更早患上阿尔茨海默病，年龄越高越容易得。

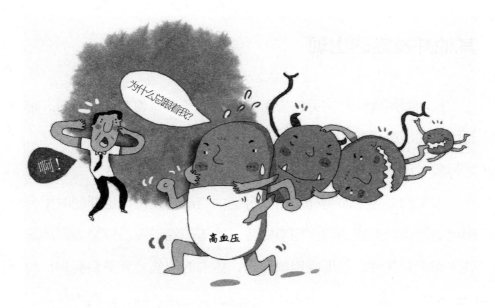

长期服用降压药会导致各种并发症。

美国心脏学会最近公布了一条令人震惊的结果，有报告显示：服用降压药的人比不服用降压药的人患心脏病的概率高 60%，不采取任何方式治疗高血压的人患心脏病的几率则是 1%，服用钙拮抗剂降压药的患者得心脏病的概率为 1.6%~60%。

还有，服用降压药人往往会认为他们不会因降压药的不良反应而患脑出血、脑卒中或痴呆等症状。但是，这恰恰是错误想法。其实，降压药的最大的不良反应就是会导致阿尔茨海默病、脑卒中、脑出血等疾病出现。

其他并发症的出现

长期服用降压药的男性患者当中有很多人有勃起功能障碍，那是因为血压毫无原因的被降低，最末端的部分没有充分的血液供应，才导致了这种结果。

医生们说为了遏制高血压综合征中的动脉硬化，也要同时配合服用治疗高脂血症的药。但事实上，降压药的不良反应会导致动脉硬化和高脂血症。长期服用降压药，体内的血液会变得黏稠并结块（医学上称瘀血），这样一来体内血液就会流通不畅，黏稠物附着在血管壁上，造成血液流通障碍，从而造成高脂血症和动脉硬化等症。

另外，我们所不知道的不良反应中还有更重要的一条，就是降压药会破坏血液中的白细胞、红细胞、血小板，以及我们体内的免疫机能，使我们易患感冒，而且很难康复，从而造成我们小病不断。

制药公司在编写药品说明书时，会有与药品短期及长期不良反应相关的内容。事实上，实际应用中的不良反应要比说明书上多得多。它甚至会引发糖尿病、肝炎、精神不振等并发症。这些病症都是西医上无法治愈的疾病。每天服用降压药导致各种并发症，这样还把降压药看成治病的药物，真是难以让人信服。

**降压药削弱我们的
自愈力和免疫力**

　　与高血压一样，其他病症的治疗旨在帮我们恢复自身的免疫力以及自愈力。医学所起到的作用应该是，如果是无法痊愈的慢性病就告诉患者正确的信息，帮助并引导患者改掉对疾病起不良作用的生活习惯。这才是我们首选的从根本上对疾病进行治疗的方法，也正是医生应该充当的角色。

　　如为缓和短期内症状而开药，会使患者身体机能逐渐下降，甚至以后会彻底失去某项功能。比如，稍有排便不顺就吃便秘药，只能使大肠功能减退，最后造成不吃药完全排不出来的恶果。

　　就像这个例子一样，本来不吃药就能自愈的病症，结果因为吃药而使人体自愈功能下降，这样一来患者身体就会变得虚弱，到时即使吃了药也不一定能够起到作用。

不给身体发挥自愈能力的机会，身体的自愈能力就会慢慢消失。应该正视身体的异常症状，如发热、发汗、疼痛等。不能用药物来抑制它们的发生，这样会使人体免疫功能紊乱。经常在不必用药的情况下用药，这类人会比不用药的患者更易生病。

多少年来，很多医生认为肝炎、过敏、风湿性关节炎等慢性病都是由于滥用药物而造成免疫功能异常而导致的。为现代医学做出贡献的希波克拉底曾经说过："真正的医生就存在于自己体内，如果它都治不了的话，那无论是什么名医都无法治愈。"这句话就是在强调免疫功能的重要性。而现在，我们却毫不犹豫地在破坏着治愈我们疾病的钥匙——自愈力和免疫力。

我们应该把强化自愈力和免疫力作为我们治疗疾病的中心，但现在我们却正在与之背道而驰。

06 高血压治疗的 两种观点

　　我成为中医后一直在研究高血压，目的就是为了让更多的患者不依靠药物而进行正常的生活。但是，每当我说这样的话的时候，一些患者就会带着质疑的眼光问我："中医如何治疗高血压啊？"

　　当患者有意愿去进行中医治疗时，有些西医甚至说："中医治疗只会让高血压更恶化，千万不要去。""如果想去看中医的话就别来这儿治疗""真想去治疗的话就去吧，但有一天你倒下了我们是不会负责的"……

　　你是否也有这样的成见呢？这种成见会使你不得不一辈子都依赖降压药来生活了，你真想那样吗？

我想这样说，医院里只开降压药处方并不是最好的治疗方法。如果真的是为了患者的健康着想，就应该收起那些贬低中医的话，那只会给患者带来伤心和不快。

以中医的观点看高血压

西医和中医从对疾病的观点到治疗的方法完全不同，这种差异用一句话来说分别是"看症状治疗""综合地看发病体，为人们恢复健康状态而进行治疗"。不言而喻，前者是西医方法，后者则是中医方法。

中医不是没有依据的医疗行为，它是经历了数千年的历史，经受了严格的检验才发展起来的。同时也是一种全面接近人体，根据个人体质而进行治疗的一种"量身定制型医学"。

举例来说，把 10 000 名感冒者集合到一起，都用葛根汤作为药物，这样可能只有 30% 的患者因为药效而治愈。但即使是这样，中医学里并没有下"葛根汤不能治疗感冒"的这个结论。反而，他们认为剩下的 70% 的患者不适合服用葛根汤治疗感冒，而是适合服用其他中药。

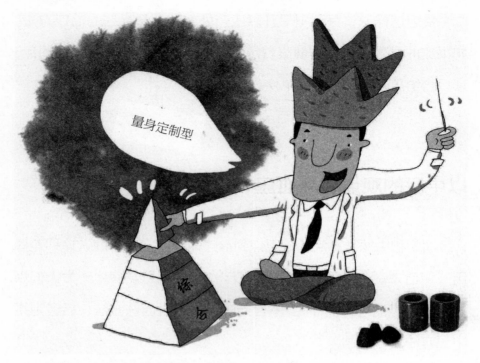

中医是按照个人的体质和症状的不同，综合地进行诊断和治疗的。

举高血压的例子来说，一些人血压值即使是升到了 26.7 千帕都不会有任何症状反应，而有些人血压值在 18.7~20.0 千帕就有头痛、呕吐、失眠等各种高血压症状。中医理论是：血压值升到 26.7 千帕都没有任何症状反应的人，可以把 26.7 千帕当做他的正常血压；血压值在 18.7~20.0 千帕就有高血压症状的人，是因其血管弹性下降造成血管不能承受血液的压力，所以应该通过改变一些生活习惯的方法来治疗高血压。后者很容易引起脑卒中、脑梗死、脑出血、面部麻痹等症状，需要马上治疗。这种诊断难道不是一种量体裁衣式的诊治，那又是什么呢！

中医把导致疾病发生的人体即病体作为诊治的对象。在诊治时也会考虑本身的病理环境，且以让人体恢复到原来的健康状态作为重点。中医中有一个叫做"未病"的概念。未病是健康状态及患病状态之间的过渡区间，也就是患病前的状态。中医的目标就是使处于未病状态的人们不得病。所以中医诊断和治疗既是一种量身定制的治疗方法，又是一种综合考量的治疗方法。

以西医的观点看高血压

西医作为循证医学（EBM），是以科学根据为基础的治疗法。当然，循证治疗非常重要，但是在实际应用时不能过分教条。原因在于：如果过分执著于循证医学，没有把握病患的其他症状，漏诊的概率就会很高。

拿高血压来举例，根据判断"高血压是血压超出了正常值"，可以将其分为原发性高血压和继发性高血压两种。但最初西医并没有把高血压当成一种疾病，仅把它看做是肾脏疾病的前兆症状而已。直到有一天肾脏医生发现有一种高血压与肾病毫无关系，由此开始出现了"原发性高血压"和"继发性高血压"的概念。

■■ 西医把高血压分为 3 种类型

血压的类型	特征
原发性高血压	医学上无法明确原因的高血压，占 95%
继发性高血压	通过心脏及肾脏疾病的第 2 次症状而发现的高血压占 5%
急性高血压	血压显著升高，会给脏器带来致命性障碍的高血压，可用降压剂即时降压，但这种现象极少

95% 的高血压病属于原发性高血压，它只是一种血压值升高、不明内部原因造成的高血压。治疗方法只局限于降低血压的数值。继发性高血压病患占 5%，属于因为心脏或肾脏疾患而引发的高血压病。也就是说高血压患者中 95% 的人是在不知病因的情况下服用降压药的。

在原发性高血压和继发性高血压之外，还有一种急性高血压。发病时血压显著上升，如果搁置不管的话，在很短时间内就会对脏器造成致命的损伤，甚至危及生命。近几年，人们的生活水平逐渐提高，这类高血压的患者数量也随之减少。

在诊断急性高血压时不能单纯地检查血压的数值，而是应该正确地把握人体的内脏情况而及时用药降压。不同于急性高血压，在不发生危及人生命的情况下，完全可以不用药物进行即时降压。这样一来，需要吃降压药的人就只剩下两种了，一种是由于心脏和肾脏疾患而引发的继发性高血压，一种是极少数的急性高血压患者。

第一方药应该是："纠正患病的生活习惯"

了解了中医和西医的观点之后，我们会发现想要彻底改善高血压症状，有必要把对待生命的观点从"对象中心"改为"关系中心"。因为对中医经络概念充分了解后，我们可以得知，人和自然是一张不可撕开来的网，生命和疾病现象是由"部分和整体关系之中的紧张关系"来决定的。

自己的身体自己最清楚，所以为了保持身体健康，我们要坚持不懈的保持身体的机能处于最佳状态，那么我们就可以自己治愈疾病。其实，人是否健康取决于我的意志及生活态度，能够使生病的人痊愈的不是医生，而是我们自己。让我们从纠正"患病的生活习惯"开始吧，这是一种高明的治疗方法，千万不可以忘记。

对治疗高血压的明确回答

如果我们还不知道疾病和习惯之间的紧密联系，那么在诊断为高血压时，就会毫不怀疑地服用降压药。通过大量研究得知，高血压与饮食习惯和生活习惯有着密切的联系，因此现在有不少的患者为了改善高血压而在调整生活习惯，但也有天天服用降压药的患者。

正如我们刚才所提到的，高血压是人体为了维持健康状态而产生的一种生理现象。只有查出根本病因，才能治愈高血压。虽然服用医院里的处方降压药能够降低你血压的数值，但是会使你的余生都要服药且还要忍受药物的不良反应。西医不是认真地去治疗高血压的根本病因，而只是简单地使我们眼睛能看到血压数值降低。

"只是消除了当时的症状而已，但却又诱发了不少的不良反应。"
这就是西医治疗存在的共性问题。学习西医的医生中已经有很多人
对这种治疗方法产生了质疑，认为西医只是注重"病症"，而不深
入研究"病因"。其实，治疗的原则应该是消除病因。但为什么医
生却对病因没有过多的关心呢？我们完全可以说，正是因为这个原
因，疾病才没有得到最根本的治疗。

唤醒体内的自愈力

《新英格兰医学杂志》主编，弗朗兹·英杰芬格于 1976 年发表
了《医生现在真的是在治病吗？》这篇文章。她根据自己多年的经
验得出结论，在治病过程中医生所负责的部分比想象得要少得多。
她认为 11% 的病是医生治愈的，而 9% 的病却因医生的介入而恶化，
还有更重要的事实，80% 的病与医生的参与或是不参与无关。这
也能从另一个角度让我们知道自愈力对治疗疾病的重要性。所以有
人说："不是药物治好了病，而是我们自己延续了生命，这就是自
愈力，也可以说成是自己治疗疾病的能力。"

我也同意这种意见，所以我用 20 多年的时间来研究"人体通
过自愈力治疗高血压"，现在还继续着相关的研究。坚持研究人体
自愈力是我的一个信念。其实，人自身一直在进行着抗生性活动，

即人为了保持体内的氧、水分、盐分、体液达到均衡状态，所有的器官和组织都在积极活动着。所以，高血压也应该通过唤醒人体自愈力去进行治疗。

知道原因后再进行治疗

中医有一种叫做"症治医学"的概念。它有这样一种观点，人本来是以一种均衡的状态出生的，但由于外部的原因将这种均衡打破，所以才产生了疾病。换句话说，通过症状中的"症"来把握病因，从根本上进行治疗，才是症治医学的核心所在。

西医疗法用降压药来治疗高血压，这种方法只能缓解一时的症状，代价是不得不一辈子服用降压药。这也正是医院里满是高血压、高脂血症、心脏病、脑卒中、糖尿病、鼻炎、哮喘、过敏等慢性疾病患者的原因所在。

在不明原因的情况下，长期用这种疗法进行治疗，对人的身体有很大危害。症状只是一时得到了缓解，失去的却是我们自身的自愈力，其结果是我们的病情恶化。所以必须服用降压药这样的恶性循环。如果采用增强人体自愈力的方式进行治疗，我们就不会受到众多不良反应的侵扰。另外，遏制自愈力会使我们完全丧失免疫力，最后导致更多的并发症发生，换句话说就是因病生病。

但我们又不能完全无视这种疗法，因为它是急性疾病发作时用来挽救危急情况的一种方法。但是，它只能延缓症状，如果过度治疗只会让病势更严重。

西医上不能正视自愈力的原因是他们只关注眼睛可以看见的数据，忽略了人体是一个统一的密不可分的整体，而不能以整体观点来进行治疗。

数值上正常的血压是没有意义的

其实，高血压治疗最重要的不在于是用西医的方法进行治疗，还是用中医的方法进行治疗。而是不管用什么方法一定是要治愈高血压的根本原因，恢复人体的均衡，使血压恢复正常值。

你是要用药物使血压降低，维持血压的正常数值吗？还是即使花费一些时间找出根本原因，使身体恢复本来的均衡，而使血压恢复到正常值呢？无论是谁都会知道到底哪种方法更好。

医学之父希波克拉底曾说："所有的患者体内都有自己的医生。给存在于患者体内的医生工作的机会，是每个医生应尽的义务。"

但遗憾的是，现代医生完全违背了医学之父的话，只是着眼于眼前的利益去进行治疗，完全无视了人体内医生的存在。

大自然赐予我们的礼物——自愈力

从单细胞生物变形虫到人类，世界上所有的有机体都依靠着内部的动态平衡而维持生命。所以想要了解人体，不能从部分角度去了解，而是应该从整体上去了解。高血压也一样，绝对不可以从部分去了解，而是应该从人的整体现象方面去了解。那是因为，我们为了努力维持人体的正常机能而努力的过程中，会产生高血糖、高血压、高脂血症等疾病。

自然赐予我们的礼物是自愈力和免疫力，它作为最尖端的防御体系，与各种病原菌和疾病做斗争从而保护着我们的身体。当我们患病时，这种出色的防御体系就会活动起来从而起到最大的防御功能——除去病因，使我们的身体自行恢复到正常。

为了自愈力的 5 种智慧

安德鲁·怀勒博士的《自愈》（1997 年在韩国出版）在美国成为最畅销的书，怀勒博士被《时代周刊》选为最有影响力的 25 名作者之一。他指出："治愈疾病的最大希望是免疫反应，生物有着治愈所有疾病的能力"。同时提出了自愈需要的 5 种智慧：

- 人体有自愈能力
- 自愈是自然赋予的能力
- 身体由各组织器官组成
- 心理和身体治疗是不能分离的
- 信念给自愈力极大的影响

西医无视自愈力的案例 1——扁桃腺手术

曾有人说："西医无视自愈力，其最具代表性的一个案例就是扁桃体手术。"只要一张嘴就能看见的淋巴腺体就是扁桃腺，在喉咙两侧各有一个，是人体的一大重要器官。

如果人体不能正常排出废物，扁桃腺就会充满毒素，发炎肿大，同时伴随身体发热。受其影响，咽口水或是吃东西时喉咙就会疼痛，难于进食。这种反应告诉我们：人体现在是超负荷状态，这一时期应尽力减少饮食摄取，应进食水或饮料等负担不大的食物。其实这是一种人体维持平衡的动态反应，过一段时间，人体就会自行停止扁桃腺的疼痛，恢复到健康状态。

西医把扁桃体看做是令人头疼并且不重要的附属物。由于治疗药物不充足，因此需要通过手术摘除扁桃体。但是从自然自愈的角度来看，扁桃体是能事先提醒人们身体将有危险的体内警报脏器之一。我们把担当如此重要任务的扁桃体摘除掉，这样做合适吗？我们用"家"来打个比方，为了家的安全，人们设置了一个非常精巧而又价廉的报警装置，但是不能因为报警装置的吵闹而拆除它。在没有报警装置的情况下，如果盗贼进来的话，会出现什么样的后果呢？

西医无视自愈力的案例 2——盲肠手术

盲肠既是人体的净化器官又是报警器官。西医认为，盲肠是诱发痛苦的毫无用处的器官。结果很多人接受了盲肠切除手术。

盲肠处于从小肠到大肠的过渡带上，它具有完美的战略性位置。盲肠作为只存在于大肠入口处的器官，它在消化系统或体内其他地方是看不到的。盲肠的重要作用是粉碎从大肠内壁上喷射出的废物和清除物质。如果切除盲肠，还怎么样发挥其作用呢？

根据人体的需要，所有的器官都存在于我们体内。它们具有一定的功能并与其他部分完美地结合在一起，发挥着各自的作用。如果不是人体所需，那当初就不会有那个器官了。因此重要脏器的存在科学的，如果摘除它们，后果应该由谁来承担呢？

如今，人们对于高血压、癌症、糖尿病、高脂血症、动脉硬化等疾病也继续采用类似的方法进行治疗。从现在开始，患者应该管理好自身的自然自愈能力了。

第 3 章

无需药物调节
血压的生活习惯

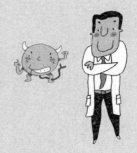

　　谁也想不到到吃降压药反而会得病。与其在药物不良反应的阴影下生活还不如停用降压药，让血压自己降下来。这是唯一能与降压药诀别的最强有力的方法。但如果停止服用降压药却不改变生活习惯的话，身体为了血液循环会用比停药前更大的压力进行血液泵压输送，最终会威胁生命。

高血压是"生活习惯病"

生活习惯与疾病的形成有着密切的关系，由生活习惯引起的疾病叫做"生活习惯病"。具有代表性的生活习惯病有糖尿病、高血压、胃肠病、脑卒中、癌症等。韩国医学界把这些病称之为"成人病"，2003 年 5 月改名为"生活习惯病"。"生活习惯病"在法国被称之为"生活习性疾病"，在英国被称之为"生活方式相关病"，在德国被称之为"文明病"等。

"生活习惯病"这个名字被大家接受以后，医学界有了一些变化。很多医生开始不用手术或者药物治疗，而是通过改善人的生活习惯来治病。且 60% 以上的患者通过改变生活习惯，进而达到了预防和治疗疾病的效果，而且这样的研究结果不断被发表。

虽然西医最近才认识到生活习惯与疾病有关，但中医早已根据"万病由生活习惯而生"的观点诊断并治疗疾病了。因此，中医并不是旧时代的医学，而是把人体看做是一个整体来进行治疗的，以人为本的医学。

中医认为疾病的成因有以下三个方面：

● 瘀血：疾病形成的代表性原因。如果血液酸性化并且血液的构成成分出现问题，就会引发糖尿病、高脂血症、动脉硬化、癌症等疾病。若血液变清了，疾病就被治愈了。

● 元气（免疫力）不足：引发所有疾病的原因之一。元气不足会引发并发症，元气充足疾病就能被治疗了。

● 体质特征：引发疾病的原因之一。若考虑到患者体质特征的话，就能很快地针对病因进行治疗，西医也会因患者的体质和性别特征来治疗疾病了。

生活习惯病的原因——"浊血"

血液无时无刻不在流动，从头到脚，从皮肤到骨头，它们不停地给身体提供营养并排出体内的毒素和废物。

血液压力增高会导致高血压，血糖浓度增加会导致糖尿病，血液中脂肪含量增高会导致高脂血症，血管硬化会导致动脉硬化，而为了净化浑浊的血液而形成的细胞块就是癌症。

高血压、糖尿病、高脂血、动脉硬化、癌症等疾病的产生是由于人体为了净化血液的毒素和废物而导致的。这些疾病是人体自愈功能的体现。反过来，只有血液干净了，消除了病因，人自然就健康了。

生活习惯造成血液浑浊

人是具有个性的生命体。也就是说，即使人体的构造相同，免疫力、抵抗力、自愈力也会根据人的不同而不同，所以疾病的形成和出现的症状也会不同。由于过度劳累或压力，有些人会形成糖尿病、高血压、心脏病、痛风、心肌梗死、心绞痛，血管功能差的人会形成动脉硬化，血液十分浑浊的人患癌症的概率就大。总而言之，疾病是因遗传及后来生活习惯而导致的。

马克·尼尔森博士在《美国高血压杂志》上称：42% 的高血压患者只要改变生活方式就可以不吃降压药。很多医学论文的作者都主张，患有高血压的患者应该保持健康的生活方式。

生活习惯已经成为医学界的话题，通过下表能证实它的重要性。

∷ 生活习惯和疾病的关系

生活坏习惯	引发的疾病
饮食习惯	糖尿病、肥胖、高血压、高尿酸症、心脏病、大肠癌、牙周炎等
运动不足	糖尿病、肥胖、高脂血症、高血压等
吸烟	肺癌、心脏病、慢性气管炎、肺气肿、高血压等
饮酒	酒精中毒、酒精肝、肝硬化、高血压等

正如表中所示，高血压等疾病与饮食、运动、吸烟、饮酒等习惯密切相关。尤其是高血压，虽然遗传因素起到了一定程度的作用，但是大部分高血压是由压力、过度劳累、暴饮暴食、运动不足引起的。所以想要预防和治疗高血压，就需要有改变错误生活习惯和周边环境的智慧。对于已经接受高血压治疗的患者来说，改善生活习惯会对预防并发症有很大帮助。

那么，改善生活习惯会对血压的调节起到多大作用呢？《韩国高血压治疗方针书》中所登载的研究结果显示，改善生活习惯对高血压患者有非常有益的效果。如果具有健康的生活方式，血压会不知不觉地达到正常范围值。

使血压上升到 26.7 千帕的生活习惯

● 巨大的压力，剧烈运动，过度性生活，排便时用力过猛，急剧的温度变化

能降低血压的生活习惯

● 如果通过减重保持适当的体重

→收缩压会降低 5~20 千帕

● 如果减少脂肪摄入，多吃蔬菜水果，均衡饮食

→收缩压会降低 8~14 千帕

● 如果每天吸烟量在 6 克以下

→收缩压会降低 2~8 千帕

● 如果每天进行 30 分钟以上的有氧运动

→收缩压会降低 4~9 千帕

● 如果戒烟、戒酒

→收缩压会降低 2~4 千帕

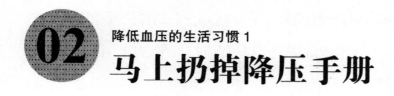

02

降低血压的生活习惯 1

马上扔掉降压手册

一般来说，高血压患者对血压值很敏感。由于患者经常随身携带血压手册，敏感度就更高了。有些患者偶尔看下手册就会无端地增加紧张感，血压就会上升。还有些患者血压并不高，但为了安全起见总是测量血压。

如果你是上述内容所描述的患者，那么建议你从现在开始忽略血压值吧。你只需要在医院测量血压，在家里干脆不测血压。每天都担心血压值是很愚蠢的行为，与其担心血压值还不如做做简单的运动，反而对身心都有益处。

但有的患者在医院测量的血压值比平时的测量值要高，患者在医生面前心脏就扑腾扑腾地跳,血压就会上升,这样的现象叫做"白大褂高血压"。平时患者的血压维持在正常范围之内,但医生测量血压时,血压就会上升。那是因为患者把测量血压当成是考试,心理紧张造成的。如果患者心中不在乎血压值,紧张感就会不知不觉地减少,血压值可能就没那么高了。

身体没有什么其他症状的话,不需要在意血压值。若血压值稍微上升了些,就坐立不安,血压反而会因为心理作用而升得更高。

03 降低血压的生活习惯 2
适量喝酒，慢慢饮

　　适当饮酒对高血压的治疗是有帮助的。适当饮酒会消除压力缓解紧张。每天饮酒 30 毫升以上会增加患高血压或脑卒中的概率，这是不争的事实。一般每天饮酒 20 毫升，相当于半瓶啤酒或两盅白酒或两小杯洋酒的量是最适当的。

　　若摄取酒精，心血出量（人的心脏，也就是从心室里 1 分钟喷出的血量）增加，直接作用在血管壁上，会给中枢神经系统等带来负担。因此，过度饮酒会使血管膨胀反复收缩，血管的弹性会降低，其脸色或嘴唇为暗红色。

　　饮酒量是否适当应因人而异，也应根据个人当天的身体状况不同而不同。控制饮酒的量虽然重要，但是比它更重要的是控制饮酒的速度。一口气把酒喝掉，身体内突然进入了很多酒精，对人体内各个器官有很大的冲击。所以，如果喝酒要养成一杯酒分几次慢慢喝的习惯，只把酒当成是朋友慢慢地品味，这样对心脏或是身体都是有好处的。

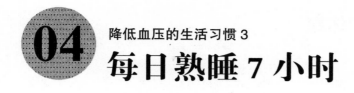

04 降低血压的生活习惯 3
每日熟睡 7 小时

由于免疫力低下而形成疾病的原因多种多样，其中形成疾病的主要原因是体温低、睡眠不足和休息不足。

人类是以坐或站的方式而生活，所以比起四肢着地生活的动物来说要承受更大的重力。骨骼支撑着人体并且心脏也在辛勤地工作着。因此人体需要大量氧气和能量，骨髓要不停地制造血液。

因为只有我们让身体躺下，骨髓才能更好地制造血液，所以若没有适当的休息和充足的睡眠，人体就会引起代谢障碍。这样的话，人患病的概率就很高。尤其是已经患病的患者，若没有充足的睡眠，新陈代谢会紊乱，很难从疾病中摆脱出来。

让骨头充分的休息

造血是免疫力的核心。人类用两脚站立来支撑体重，若想要维持正常的血压，就需要从肌肉里消耗相当大的能量，所以骨髓就没有造血的时间了。因此高血压患者就更需要充分休息和睡眠。为了让骨头得到休息，儿童每天需要熟睡 10~12 小时，成人需要熟睡 7~9 小时。每天有无数的细胞通过充分的重建过程维持人体正常的新陈代谢。

人体内骨头的休息并不是让人单纯地坐在椅子上伸展身体或短时间可以休息好的，而是要伸展身体躺在床上熟睡。骨头经过充分休息可维持人体正常免疫系统功能，反之则会致病。

但是现在的人却因各种原因而睡眠不足。所以我建议，若在休息的时间没有保证充足的睡眠，那可以利用午觉或其他的空闲时间随时补充睡眠。

睡眠的量虽然重要，但是健康而有规律性的睡眠对于高血压的治疗也是很重要的。若违背自然规律很晚才睡，人体得不到休息，会使人精神紧张，加重身体负担。

早睡、早起对人体免疫力的提高有很大帮助。虽然根据季节的不同，作息时间会不同，但一般要保证晚上 11 点前睡觉，早晨 6 点起床，最差也应该在晚上 12 点前睡觉。

给有睡眠障碍朋友们的忠告

人体若长时间保持高血压的状态，血管会因强压而出现伤口或者形成动脉硬化。其中部分受损血管会在睡眠中得到恢复，所以血压越高越需要充分的睡眠。充足睡眠是指早晨能够自然醒来的睡眠状态。若想要迎接愉快的清晨，就应该让房间在睡眠时保持黑暗和安静。若被子厚的话，会对心脏造成负担，所以建议使用温暖的轻被子。使用高度适中的枕头对血液在脑部的循环也有好处。

睡觉时，人体通过汗液和呼吸会流失近 1 升的水分。因此血液因水分减少而变黏稠，造成血液流通不畅，易引起脑梗死。所以每天摄取充足的水分，在一定程度上会预防脑梗死。在枕边放上水壶，口渴就喝杯水，早起喝杯水对身体很有好处。若睡前喝水，经常在睡梦中感到有尿意醒来的人应该在白天多喝水，晚饭后要减少水分的摄取。

注意脚部保暖可使体内热气上升到头部，血液流动不会有阻碍。促进血液循环的方法有：半身浴、足浴、灸脚底涌泉穴等。

预防和治疗失眠的葛洪运动法

失眠是造成人体衰老和免疫功能低下的罪魁祸首。中国东晋时期的著名医生葛洪，其创立的预防和治疗失眠的运动法至今广为流传。根据在中国进行的调查表明，慢性失眠患者每晚做此运动 2~4 周，睡眠质量就会有所改善。

葛洪运动法第一阶段

躺正屈膝，两手抓住膝盖向胸的方向拉，自然吸气。保持此动作 1 分钟后，身体放松，腿正直伸开，手臂自然放在身体两侧。

葛洪运动法第二阶段

躺正吸气，两臂向头上抬起。边呼气边用手从胸到肚子做按摩。反复此动作 1 分钟。

葛洪运动法第三阶段

躺正，两手攥拳从肩部移向腰骶部，深呼吸，把拳放在骶骨（尾骨）的两侧。反复做 5 次。

葛洪运动法第四阶段

趴着，把手放在肚子下。慢慢吸气使肚子和胸充满空气，感受能量进入体内。然后慢慢吐气，想象正在排除体内的浊气。每次呼气时，稍作停顿，放松所有的肌肉。此动作坚持做 1 分钟。

我们身体的生物钟是顺应自然运动的。睡眠也是要适应季节变化的，不违背自然规律的睡眠习惯是战胜高血压的最好方法。

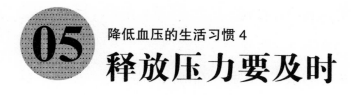

降低血压的生活习惯 4

释放压力要及时

　　当压力不能被及时释放甚至积攒压力时会引发高血压。因此放松心情、及时释放压力对于高血压的治疗非常重要。

　　应该找到适合自己释放压力的方法并尽量克服压力。运动、旅行、登山等都是释放压力的方法。比如我会通过离开每天工作的环境去一个既安静空气又好的地方读书、打太极拳来释放压力，或通过步行、融入大自然、反思自我等方式释放压力。

　　有句话叫"病由心生"。美国心理医学界权威纽约康奈尔大学的沃尔夫博士说："心理疾病不是特别的病，对于所有的疾病心理学都应该适用。"心理的问题根据决心的不同而不同。对于生活中所经历的矛盾或压力，有的人看到的是绝望，而有的人看到的却是希望。

若自己不改变内心的想法，那就没有解决的办法了。所以不要对每件事情都抱有悲观和否定的想法。而是要想着"无论如何都会变好的"，应该抱有乐观和积极的态度来生活。

男性因为工作关系受到压力，而女性会因为精神上的纠结和苦闷受到压力。若不改变在压力面前的态度，很多事情仍是解决不了的，或者是靠自己的力量也是无能为力的。这时不需给自己压力而折磨自己，而是需要有愉快地接受压力的思想准备。能够控制自己心的人能够活得充实健康。我们应该快乐地生活，甚至经常笑笑也会增强免疫力，这样比吃降压药更有效果。

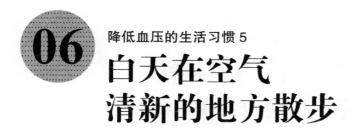

降低血压的生活习惯 5

白天在空气清新的地方散步

众所周知，运动是健康的基础。但高血压患者若运动过于剧烈的话，反而会产生反作用。因此建议大家在生活中做简单的身体运动。

针对高血压最好的运动是走路。最好的运动效果是运动后不感到疲惫。最好是做如同慢跑这样能够消除心理压力的简单运动。同样重要的是，要养成坚持在固定的时间内有规律地做运动的习惯。

在白天走路会使骨头坚固并且能预防骨质疏松。如果结束了一天的工作，没有运动时间，可以在晚饭后在树林或树木茂盛的公园散步。这样做不仅能增加肺活量，还能把新鲜的氧气吸入体内，净化血液。

07

降低血压的生活习惯 6

每天一次半身浴
消除心理紧张

　　战胜高血压的另一种生活好习惯——沐浴。去温暖的泡澡池或桑拿室沐浴，畅快流汗后心情会变好。这样对于高血压的治疗和预防有很大帮助。

　　但是，沐浴时需要注意水温。血压高最好使用温水。夏天时水温为 38℃，秋天时水温为 42℃最为合适。因为水温太高会使皮肤受到刺激，血管急剧收缩使血压上升。每次不要急于进入泡澡池，应先把脚慢慢地伸入水中，然后再进入池中。在泡澡时最好以放松的心情来消除紧张感。

　　患高血压的人应该避免泡澡时水位高于脖子，人进入澡池太深，水压增大会对心脏造成负担，所以最理想的状态是进行半身浴。

　　每天睡前进行半身浴会使下身温暖。身体温暖便会刺激交感神经进而缓解一天的身心疲劳，这样对于降低血压有很大帮助。不仅如此，半身浴还能使细胞具有活性，对于血液、血循环和皮肤美容都有好处。

　　血压高且心脏弱的人偶尔会在沐浴后发生意外事故，在室内外温差较大的冬季发生意外的频率更高。所以沐浴后最好在室内待上一段时间，身体恢复平静后再活动。

08 **降低血压的生活习惯 7**
马上戒烟

高血压患者应该马上戒烟。高血压的最大敌人就是烟。吸烟百害而无一利，尤其是对高血压患者而言。因为吸烟会使血压急剧上升，形成动脉硬化的概率很高。心血管疾病的第一大危险因子就是尼古丁。吸烟过量会使心脏和肺功能减退。

人体因为血管变窄，心脏为了向全身输送更多的血液，心脏泵压力增大，所以形成高血压。这时心脏把通过静脉进入心脏的血液输送到肺，经过肺部置换成为充满氧气的新鲜血液。但若吸烟，不仅得不到肺中的新鲜氧气，反而会使携带二氧化碳和致癌物质的血液遍布全身。

　　吸烟的人大多心肺功能都在减弱。做检查会发现心脏和肺功能很弱，大部分治疗都无效，延长治疗时间。有人说，吸烟能帮助自己集中精力也能调节心情，但烟含有大量有毒成分，尼古丁就是其中之一，它是人体内动脉血管收缩功能的刺激剂。因此，吸烟越多，就越会形成人体内的血液循环障碍，最终会使人的免疫力低下。吸烟对人体自愈系统中起重要作用的呼吸系统产生最直接的影响。就让我们加入到禁烟的行列当中吧！早戒烟，早受益。

第 4 章

无需降压药的
饮食疗法和
营养调节法

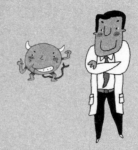

对于高血压患者来说，饮食疗法和营养调节与生活习惯一样重要。如果一边慢慢改变生活习惯一边进行食物和营养调节，不需要特殊的治疗也能很好地控制血压。并且还能预防肥胖、糖尿病、动脉硬化和脑卒中等疾病。刚开始可能会很麻烦，一直坚持的话就会形成习惯，自己也能感受到身体的改善情况。

人类的所有疾病
都与生活习惯有关

　　若想身体健康就应该呼吸顺畅、睡眠充足、饮食均衡、排泄通畅。人体需要消耗能量，所以作为人体能量源泉的饮食就非常重要。我们身体中的大部分脏器不仅要摄取食物，还要参与食物的消化吸收（新陈代谢、排泄废物等），所以消化摄入食物所需的能量越少，身体就越健康；反之身体就越易感到疲劳。

　　人所患的疾病与胃肠的消化作用有关。高血压、糖尿病、癌症、心脏病、肌肉痛等疾病都与胃肠的消化作用有关。消化系统健康可缓解病痛。因此在治疗疾病之前，重要的是要使消化器官正常运转。

　　常言道："吃八分饱则无病，吃十二分饱医生不够用。"也就是说，少吃则无病，多吃易生病。还有句话："人所吃掉食物的四分之一就能维持生命，剩下的四分之三被医生吃掉了。"这句话讽刺的是人多吃会生病，且只有生病，医生才有饭吃。这句话对于生活在 21 世纪的我们也是非常现实的。

食物在胃肠停留的时间与健康成反比

一旦人感到疲劳就想多吃，但这是错误的饮食习惯。吃得越多我们的身体就越容易感到疲劳。因为摄取营养成分时，要让大肠能够轻松地进行代谢把食物残渣变为废物排出体外的过程需要消耗能量。午饭后或晚饭后犯困也是由于消耗能量造成的。

摄取食物最重要的是食物的量。越是远离自然状态的食物在胃肠里停留的时间就会越长。食物停留在胃肠的时间越长，人体离健康就越远。因为食物在胃肠中停留时间短，消化食物所需的能量就会越少。

在胃肠中所消耗的能量要比在身体其他地方消耗的能量都大。为了我们的健康，为了治疗疾病，最好是吃在胃肠中停留时间短、消耗能量少的食物。

02

饮食疗法和营养调节 1

吃生的蔬菜与水果

一般我们所吃的是经过各种加工的食物。若想从疾病中摆脱出来，就应该多吃生的食物，少吃加工过的食物。

生的食物在胃肠中停留的时间短，所需消化的能量少，代表性的食物是蔬菜和水果。人应多吃蔬菜水果，因为其中富含的酶可以促进消化。消化酶可以缩短食物停留在胃肠中的时间，而且不需要太多的能量进行消化。因此，剩余的消化能量会用于提高人体免疫力和自愈力。这样有助于保持身体健康，有利于疾病的治疗。

水果中富含的营养最优质、最纯粹、最容易被吸收。无论什么水果都应该在新鲜时吃掉，最好不吃水果罐头。要吃那些如无花果、李子、木瓜、菠萝、杏等在阳光下晒成干的水果，不要吃用硝酸和硫黄这样的化学制剂加工过的水果。

蔬菜也应该在新鲜、没被煮熟的情况下吃掉，要少吃坚果类和种子。

空腹吃水果不伤胃

水果是唯一一种不需要胃来消化的食物。因此建议大家空腹吃水果，且不应与其他食物一起吃或吃完其他食物后再吃。

人体内的血液是弱碱性的，所以为了保持身体健康应该维持血液的弱碱性。吃酸性食物会对健康不利。水果发挥着保持体内酸碱 pH 值平衡的作用。若水果与其他食物混着吃，碱性的水果会变成酸性，这是造成胃溃疡和各种胃肠疾病的原因。并且胃肠内所有食物都会腐败，血液变浑浊，这样会给身体带来不良影响。

03 饮食疗法和营养调节2
复合食物与单纯食物同食

　　不包括水果在内，我将食物分为复合食物和单纯食物。复合食物指蛋白质（肉类、禽类、鱼类、蛋类）和碳水化合物（面包、面条、土豆和所有谷物），单纯食物是指蔬菜。

　　除水果以外的所有食物都会在胃肠中停留3小时。根据人所吃的食物或搭配食物的不同，食物在胃肠中停留的时间会增加2倍，甚至3倍。所以应该在搭配食物上下工夫。

　　若想拥有健康的身体，就应该把食物的有效摄取当成是获得健康基础。那么应该怎样吃才算是有效摄取食物呢?

只吃复合食物有害健康

因为消化复合食物所需的能量比消化单纯食物所需的能量多得多，所以最糟糕的食品搭配是"复合食物＋复合食物"。吃复合食物时尽可能避免吃其他种类的复合食物。

例如：牛排这种富含蛋白质的食物最好不与土豆、面包等碳水化合物一起吃，相反要与蔬菜或水果等一起搭配食用。同样，在吃烤鱼、鸡肉、羊肉时也应如此搭配。

这样做是因为这种食物所需消化的时间长，而且消化蛋白质和碳水化合物所需的消化酶也不同。分解蛋白质所需的消化液是酸性的，分解碳水化合物的消化液是碱性的。众所周知，酸碱中和会形成水。在胃里要是发生这样的状况，消化速度当然会变慢，消化时间也会延长。那么不光会引起消化不良，用于消化吸收的能量也会增加。

生吃单纯食物

最好生吃与复合食物搭配的蔬菜和沙拉。生的单纯食物中富含的酵素可以促进消化，使食物停留在胃肠中的时间缩短。煮熟的食物中的酵素会被破坏掉，所以食物在胃肠中停留时间增长，所需消耗能量就会增大，因此造成疾病。

04 由毒素积累引起的疾病，不要吃早饭

饮食疗法和营养调节 3

人体在新陈代谢过程中会有一定的废物滞留体内，这种废物对人体有害，我称之为毒素。毒素的产生与生活状态、生活方式、营养摄取无关。毒素无时无刻都是存在的，若想保持人体健康，应该尽快清除体内的毒素。

若人体健康自然会启动自然自愈力，毒素清除机能就会增强。但排出毒素的能量不足，毒素超过人体能清除的范围，清除毒素的脏器功能弱，这样毒素就会集聚在体内。

根据毒素堆积的位置不同，产生疾病的种类和名称也不同。毒素堆积在胰脏，会形成糖尿病；堆积在动脉，会形成高血压、心脏

病；严重地堆积在脏器中，会形成癌症；堆积在内肠壁，会导致大肠炎、节段性肠炎；堆积在连接组织，会形成痛风、风湿性关节炎、肌肉痛、狼疮等疾病。

高血压患者最好不吃早餐

　　一般来说，大家都熟知"一定要吃早餐"这句话，这是针对不吃早饭大脑会因缺乏葡萄糖而不能正常运转而言。与其相反的主张是"早餐时间是排出前一晚所吃晚餐的最佳时间，这个时间不该进食。"这么说是因为，若吃早餐，身体为了消化吸收食物，血液会集中在小肠。这样就不能排出前一晚所吃的晚餐，也不能清除体内毒素。同时，营养和毒素都集聚在体内，会给身体带来负担。

　　但是，是吃早餐还是不吃早餐要根据人的体质、年龄和所患何种病症而定。地球上生活着 70 亿人口，所有人的体质和生活习惯都不同。每天都吃早餐，若突然某一天不吃早餐了，身体所承受的负担也不能小觑。不是每个人都适合同一种健康疗法，希望大家能找到适合自己的早餐疗法。但考生、成长中的孩子、体质弱的人一定要吃早餐。

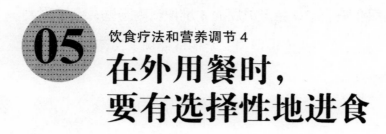

05 饮食疗法和营养调节 4

在外用餐时，
要有选择性地进食

高血压患者最应该避免的饮食习惯就是在外用餐。在外用餐对高血压有害，这是因为会过量摄取热量和脂肪含量高的食物。尤其是再加上酒精作用，危害就会更高了。

不在外用餐当然好，但是当有聚会或年会不得不在外用餐时，应该少吃油腻的食物和肉类，多吃蔬菜和水果。最近素食主义观点流行，最好的方法是带着一起用餐的人去素食饭店。

06 低盐饮食

饮食疗法和营养调节 5

　　成人每日所需钠（盐分）为 5~6 克，但我们每日却摄入了 10~15 克。盐分会在身体中储藏水分，使血流量减慢，这样的话心脏就需要不停地工作，导致血压上升诱发高血压。这就是为什么患高血压的人会经常听到"别吃太咸"这句话的原因。

　　即使我们不吃盐，也会从充满调味料和合成化学物质的食物中摄取大量盐分，所以我们要注意盐分的摄取量。也就是说，我们在摄取盐分的过程中，以盐的形式摄入体内的量不过 25%，剩下的 75% 都是从加工食品中得来。问题是用合成化学物质制作的食品不光可以诱发高血压，也可以带来使我们身体免疫力受到不良影响的物质，这种物质叫做内分泌紊乱物质。因此在购买拉面、快餐、麦片、冷冻食品时应该仔细查看标签，确认盐分含量，应该选择含盐少的食物。

制作食物时也应该考虑含盐量，控制盐量的摄入并不是件容易的事情。每日吃盐 20~30 克的人若把盐量减至 6~8 克，他们会觉得食物太淡而没有胃口。所以不要一下子就把盐量减到限制值，而要慢慢地减。这样慢慢地减少盐量，大概 2 个月后，食盐摄入量会减半，这时也不会觉得食物太淡而没胃口了。

还要使用优质食盐。对高血压有益的食盐不是化合盐而是天然盐。即使是少量的化合盐也会感觉很咸，而天然盐不仅不咸还对摄取适量的盐分有帮助。但天然盐有一定的毒性，所以要炒熟研末后食用。最近，把天然盐放入竹子里，在窑里烤出的"竹盐"很受欢迎。

在这里不要误会这种"减少咸味就可以"的想法。中医认为高血压是五脏六腑和经络异常的自然现象，高血压的成因可以分为四种类型（参考第五章）。心脏和肾脏与高血压的形成也有很大关系，所以也可分为心脏性高血压（血压由于压力和火气无法下降的一型高血压）和肾脏性高血压（由过度疲劳和老化引起的二型高血压）。

在此我们应该注意到，苦味或辣味对心脏和肺功能有益，它们能够缓解心脏性高血压症状，而咸味和酸味对肝脏和肾脏功能有益，它们有助于治疗肾脏性高血压。也就是说不要只吃清淡的食物。比起只吃一种味道的食物，养成均衡饮食的习惯更为重要。

高盐饮食真的是高血压的最大敌人吗?

1953 年，美国高血压学者梅涅利将含有较平时高出 20 ～ 30 倍的高浓度食盐的食饵喂食给 10 只小白鼠，结果其中 4 只出现了高血压症状。这就是总结出"高盐食物引发高血压"的著名实验。另一方面，1959 年日本的几位医生做了给患有高血压的老鼠喂低盐食物的实验，但结果表明血压并无降低。通过这个实验说明，减盐疗法对于高血压的治疗并不起决定性作用。

之后，以高血压患者为对象进行的实验中，分为"高盐饮食血压升高，低盐饮食血压降低派"和"无视摄入盐量派"。"无视摄入盐量派"占少数。把高血压成因分为两种类型是因为与肾脏功能导致盐分排出功能的差异。

若综合这样的实验结果会得出"能否期待低盐进食效果，取决于对盐的感受性有多敏感。"这样的结论。

能确定的是，无视摄入盐量多少的人占极少数。所以说盐分是高血压患者的巨大敌人是有一定道理的。

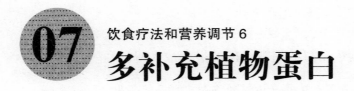

07 饮食疗法和营养调节 6
多补充植物蛋白

　　高血压患者需要补充一定量的优质蛋白质。蛋白质是人体内血管所需营养物质，所以补充蛋白质会使血管坚韧、富有弹性，体内新陈代谢也会顺利。长期坚持摄入优质蛋白会使血管变得健康，这样不仅能够预防脑卒中，血压也会降低。最好摄取豆类中的植物性蛋白来补充人体蛋白质有助于降压。

　　当然，也可以吃些肉类或鱼类这样的动物性蛋白质。但肉中都含有动物性脂肪，所以不宜多吃而要适量。也一部分人认为肉类提供蛋白质，牛奶提供钙，动物性食物是高营养的优质食品。

08 通过素食来维持正常体重

饮食疗法和营养调节 7

对疾病的产生有着最大影响的因素就是饮食习惯。高血压也是如此。换句话说，我们每天吃的、喝的这些东西都是左右着我们健康的东西。

对高血压患者推荐的便是能够维持正常体重的食谱，因此增加植物性食品的摄取量就显得尤为重要。一般来说，素食主义者比起非素食主义者血压相对较低，高血压及其他心血管疾病的患病率也较低。

蔬菜一般都富含钾、碳水化合物、人体必需的脂肪酸、纤维素、钙、镁、维生素 C 等，像饱和脂肪、碳水化合物（糖类）等含量较少，所以能有效预防高脂血症及高血压等疾病。

建议大家多食用芹菜，它对降低血压很有效。芝加哥大学医学中心的研究人员将芹菜中的 3-n- 丁基苯肽提取出来进行研究，指出这种成分能有效降低血压。研究结果显示，仅微量的 3-n- 丁基苯肽就能将动物的血压降低 12%~14%，胆固醇的数值也能下降 7% 左右。大约 4 根芹菜梗的就能向人体提供 3-n- 丁基苯肽的量。

对高血压患者较好的食物除了有芹菜，还有蒜、洋葱、坚果、籽类、籽油（含有人体必需的脂肪酸）、绿色带叶蔬菜（提供钙和镁）、粗粮、豆类、西蓝花和柑橘类（富含维生素 C）等等。

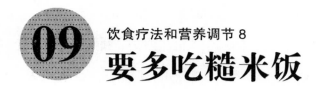

饮食疗法和营养调节 8

要多吃糙米饭

　　并不是改成素食主义就解决了一切问题，主食也要选择对。最应远离的是由经过 100% 精磨的精米做成的白饭，最适合三餐食用的则是完全未经精磨的糙米饭。

　　为什么一直强调要高血压患者吃糙米饭呢？因为糙米中不仅含有各种维生素和无机物，还含有人体必需的氨基酸及脂肪酸、苯酚、硒、维生素 E 等成分，这些营养成分 95% 以上集中在米糠和胚芽中，它们在精磨过程中会全部流失。于是有了"白米中只有糖分，导致营养缺失"的说法。实际上若想获取到一碗糙米的营养成分，甚至需要食用 19 碗的白米。吃糙米还有一个好处是，它外皮上的膳食纤维未被破坏，能有效预防慢性疾病，解决宿便问题。

有人会问，嚼糙米的时候会觉得嘴里面扎得很，能不能换成吃大麦饭。其实大麦米也是经过精磨的，丰富的纤维成分基本流失，应该说和白米营养成分基本类似。

如果实在吃不惯的话，可以把糯糙米同粳米各一半放到水里泡上半天，这样做出来的饭比较好咀嚼。

10 酶是健康的源泉

饮食疗法和营养调节 9

蛋白质经过化学作用分解为氨基酸后被人体吸收，在这个过程中起催化作用的就是酶。虽然没有酶也会产生化学反应，但是两者的反应速度却可相差 100 倍，甚至多到 1000 倍。

酶分布于人体各个器官，需要时就会起作用。但现在的问题是酶并不是可无限制生成的。之前我们都认为酶是由氨基酸形成的，所以只要摄取可以产生氨基酸的蛋白质就可以随意获取酶，但随着酶营养学的发展，人们意识到"一个人一生中可产生的酶的量是有限的，酶用尽的话生命也就走到了尽头"。

酶的特点之一是平均温度达到 54℃以上即被破坏。曾有专业人士就食品中的酶指出："酶在 48℃ ~65℃的情况下就基本被破坏，在 48℃下一直加热或在 65℃下稍微一加热酶就会被破坏。"也就是说对食物过度精制、烹饪或过分使用微波炉，会致使酶被破坏，反而对人体有害。

酶大体分为消化酶、脂肪酶、隐性酶三种。消化酶是指消化食物的酶，脂肪酶是指塑造身材、治病、维持走路或思考等生命活动的酶，另外人生来具有的隐性酶则是二者的原动力。隐性酶是有限的，隐性酶有限则意味着浪费它便是在浪费生命，也可以说人的寿命是根据酶的使用情况来决定的。

打破了酶的平衡则有可能染上疾病

人体内的酶需要在血液酸度、湿度、蛋白质量等均适当的情况下才能活跃地发生作用，酶的量减少或活性降低会导致各器官机能退化，从而危害健康。

酶的缺失即会导致蛋白质无法被消化，而我们体内所需营养成分也无法被完全吸收。蛋白质消化不了会导致胃胀、疲劳甚至动脉硬化，脂肪消化不了则会增加血液中胆固醇含量，体内的毒素也会难以排出体外。消化植物性食物的时候不会消耗太多的酶，但消化动物性食物的时候却需要大量的酶，所以需要通过食物来补充，最好的就是蔬菜和水果。酶如果缺失的话，会导致肥胖、过敏等，甚至有可能患高血压或癌症。

　　之所以人体内酶量不足或酶活性降低，是因为人们越来越趋向西方化的饮食习惯。过多食用肉类和速食产品等酸性食物会使酶的性能降低。另外因公害问题使植物和土壤污染严重，化学肥料、农药等直接或间接的因素使得酶的作用减弱、活性降低。对此，我们首先要改善饮食习惯，多通过外界途径摄入酶，以达到均衡。

最重要的酶：氨基酸

　　酶和脑活动、神经作用、肌肉活动、内脏运动等人类生命的大部分活动都有关联，所以如果酶无法正常生成或活跃地发生作用，人体的所有机能将无法正常运转。

　　人体最重要的酶就是氨基酸。蛋白质是人体的构成物质于生命活动息息相关，而氨基酸则是蛋白质的重要组成成分，也是人体细胞的主要构成物质。我们摄入蛋白质后，经过 4 小时左右会被分解为氨基酸，这些氨基酸则会被肠胃吸收用于血液和细胞再生。氨基酸共有 20 种，其中必需的氨基酸有 8 种，非必需的有 12 种。必需氨基酸需要通过食物摄取，非必需氨基酸则是可以自动在体内生成。

　　富含必需氨基酸的有肉类、鱼类、鸡蛋、牛奶等动物性食物。但动物性食物需要视身体情况而适量食用。

有效摄入酶的方法

野生动物可以通过生吃食物而补充大量酶。像狮子等肉食动物抓到猎物后一定是先吃内脏，因为内脏是酶的宝库。在几乎没有植物生长的极寒地区，人们抓到海豹的话也是最先生吃内脏。

最有效的摄取酶的方法就是每天多吃富含酶的蔬菜和水果，另外还有发酵食品，以及带芽的食品等，因为植物在发芽时酶的含量最高。

不要依赖于保健食品

有的人还通过保健食品摄取酶，但是原料高级的营养素，为了消化都会在肠胃停留很久，很难吸收。所以不要依赖于保健品，还是希望大家能多吃天然食品。

我这样建议大家是因为大部分的保健品质量并不是十分好。甚至有文章称"在市面上能找到没毒性、有效果的保健品的概率仅为2.5%。"也就是说对身体有害或根本没有效果的保健品多达97.5%。

当然也有很有价值的保健品，但一般人很难辨别并且其价格昂贵。所以说最好的方法还是多吃新鲜蔬菜和水果。

11

饮食疗法和营养调节 10

多喝水以净化血液

水是对细胞的生长及活动最重要的。人体组织中 80% 由水组成，构成人体的最小单位——细胞就是依靠水生长的。因此为了保证身体健康和人体平衡，必须要随时保证充足的水分摄取。实际上纯水和天然资源中具有活性元素的水才是支配我们健康的主帅。

日本的江本胜医生曾说过："我们的人体在胎儿的时候基本上99% 都是由水组成，我们出生时 90% 都是水，成人后约为 70%，上了年纪快要死亡的时候就只剩下 50% 左右。"换句话说，我们这一生中大部分都是以水的形式存在的。

水喝下去后被肠胃吸收，再通过血管运送到全身细胞，这样有助于血液流动及新陈代谢。

饮水 30 秒过后 水分到达血液,1 分钟后到达大脑和生殖器,10 分钟后到达皮肤,20 分钟后才能对肝、心脏、肾脏等各种器官产生影响。而且水分还会以大小便、汗及呼吸的形式排出体外。就这样水在人体内循环流动,对血液的状态等整体健康情况起着关键性作用。因此人每天喝水的质和量左右着人体的健康。

那么高血压患者一天喝多少量的水比较好呢?每天应摄取的量为 1500~3000 毫升左右,原本不常喝水的人可以每天逐渐增加 200 毫升的量,上年纪的人最少每天也要喝 1000 毫升。

但突然过量饮水,反而会给身体带来负担,因为突然给细胞供给过量的水分会造成人体的不均衡。另外吃饭途中尽量不要喝水,吃饭途中喝水的话不光是被分配好的酶,就连食物中的酶的强度和效果也会被减弱。

水过热或过凉的话都会影响酶的活性导致不好消化,所以最好喝温热的水。尤其是冬天,一定不能喝凉水,就算是夏天也最好选择常温的水。因为人体内酶活性最旺盛的温度就是体温为 36℃~40℃的时候。

最好是在吃饭前 1 个小时喝 500 毫升的水,吃饭前喝太多水的话,胃里面全是水会影响食物消化。

正如吃饭要讲究方法,喝水也有其中之道。接触过园艺的人应该都知道,如果不管三七二十一就给植物胡乱浇水的话,植物的根会烂掉而活不长，因此给植物浇水要讲究时间段、定量，它才会长得好。我们的身体也要充分考虑摄入水的时间段及摄入水的量。

预防高血压的饮水法

- 水不要过热或过凉，应选择常温的水。

- 成人一天应饮用 1500~3000 毫升水，老年人最少一天要喝 1000 毫升的水。

- 早晨起床后马上喝温水 500~750 毫升。

- 午饭前 1 小时喝温水 500 毫升。

- 晚饭前 1 小时喝温水 500 毫升。

- 吃饭途中尽量不喝水。

- 突然增加水量对细胞过分供水，反而会出现问题，应尽量循序渐进地增量。

12 适量摄入
钙、钾、镁等元素

饮食疗法和营养调节 11

钙

钙促进体内钠的排出，有坚固血管的细胞膜，并能阻止胆固醇附着在血管壁上的作用，可降低血压。富含钙的食物有海带、裙带菜、紫菜等海藻类，以及黄豆芽、绿豆芽、胡萝卜、牛蒡、辣椒、黑芝麻等。

钾和镁

钾的主要作用是将体内多余的盐分排出体外，因此不仅是高血压患者，一般人也要注意盐分和钾的摄入比例。

最理想的饮食是多钾少钠的饮食。每天坚持这种饮食方式的话可以预防癌症和心血管疾病，甚至可以有效治疗高血压。相反低钾高钠的饮食则会诱导心血管疾病的发生。

摄入钾的时候也要考虑镁的摄取量，因为两者在人体内相互作用。镁的浓度在人体细胞内仅次于钾。如果细胞内钾含量低的话则可以认定镁的摄入量也不足。所以最好能同时补充钾和镁，这样的话可达到降低盐分和血压的效果。

摄入镁后，细胞内的钠、钾、镁的含量均趋正常，这就意味着镁在开始降压的过程中，把盐分去除到细胞外，再把钾吸收到细胞内，起到了细胞膜泵的作用。通过摄取镁可以起到降压效果这一事实在多次研究中均被证实。

但心脏病患者属于例外，他们无法通过正常代谢处理体内的钾，所以有可能会出现心脏功能障碍和钾中毒。

含钾的食物有豆类、小麦、红薯、贝类、鲢鱼、梨、番茄、菠菜、牛蒡、蘑菇、栗子、核桃等，富含镁的食物则有坚果类、生菜、香蕉、糙米、鱿鱼、玉米、菠菜、沙丁鱼等。

饮食疗法和营养调节 12

补充无机物和维生素等其他营养素

韩国保健福利部的国民健康营养调查结果显示，调查人体必需 10 种营养素含量中钙、钾、维生素 B_2 的摄入量仅为标准量的 76.3%、61.1%、95.8%，而像铁、维生素 A、维生素 C 这 3 种营养素，10 人中有 3 人甚至更多都达不到标准量。

调查中虽未涉及到，但维生素 D、叶酸、锌等元素也对人体十分重要，摄入量也不足。人体内这些营养成分不足很容易会导致高血压等慢性疾病，甚至癌症。所以想要预防或治愈这些疾病，要多食用富含无机物和这些微量元素的食物，因为这些微量元素是维持生命活力必不可少的营养素，并且具有抗氧化作用和抗癌作用。

无机物，抗氧化食物

人体具有和抗氧化物质一起调节活性氧的量的防御体系，抗氧化防御体系想要正常发挥作用的话，就必须充足地获取到各类所需营养素，尤其是像铜、锌、锰、硒等抗氧化无机物，这些抗氧化物质对于人体系统正常发挥作用有很大帮助。无机物不足的话，会对一般的氧化过程造成障碍。

代表性抗氧化食物有蒜、洋葱、洋白菜、萝卜、芜菁、西蓝花等。

维生素 C

维生素 C 能轻微地降低高血压患者的血压。我们生活的环境中，很容易吸收到铅成分而引起铅中毒，维生素 C 则能有效排铅维持血压正常。如果平时总是慢性地吸入铅成分的话，高血压和心血管疾病的死亡率就会上升，因为无法预测何时何地会吸入铅成分，所以维生素 C 可以说是控制血压的必需品。

而且维生素 C 能有效强化人体免疫力。一般我们所熟知的是其可以消毒杀菌，但它更大的用途其实是提高免疫力。富含维生素 C 的食物有辣椒、菠菜、猕猴桃、橙子、草莓、番茄等。

维生素 B₆ 补充剂

维生素 B_6 也能够降血压。某研究表明，在 4 周期间，20 名高血压患者按其体重每 1 千克每天口服 5 毫克维生素 B_6，结果显示患者的血清降肾上腺素数值，以及舒张压和收缩压都有大幅下降。

在上面的研究中，收缩压从 22.3 千帕降为 20.4 千帕，舒张压从 14.4 千帕降为 13.0 千帕，由此显而易见，维生素 B_6 补充剂对降压也有十分好的临床效果。

另外维生素 B_6 不仅对降压有效果而且还能影响神经系统。

若体内维生素 B_6 不足则免疫机能会下降，不仅是同抗体相关的免疫机能，还会影响细胞的免疫力。富含维生素 B_6 的食物有鱼、猪肉、鸡肉、糙米、大豆、燕麦等。

辅酶 Q10

辅酶 Q10（ubiquinone）又称泛醌，是人体细胞中能量生成单位线粒体的必要组成成分。辅酶 Q10 和人体所有作用所需能量 ATP 的生成有一定关联。人体中辅酶 Q10 的作用可以比喻成汽车引擎的火花塞的作用。汽车没有火花塞的话无法启动，人体也一样，没有辅酶 Q10 的话任何机能作用都无法进行。

　　据研究结果显示，大约有 39% 的高血压患者的辅酶 Q10 的摄入量均不足。可以确定的是，如果不间断地适量摄取辅酶 Q10，一般 4~12 周之后会发现血压明显降低。也可以说，血压如果在 20.0/13.3 千帕的情况下摄入辅酶 Q10 补充剂的话，4~12 周后血压可以降到 18.2/12.0 千帕。与其说辅酶 Q10 是一种常规的降压药物，不如说是其能改善代谢异常，对血压产生积极的影响。

锰

　　体内缺少锰容易引起疲劳，脸会经常有火辣辣的感觉和呈红色，锰不足还是引起动脉硬化的主要因素之一。富含锰的食物有茶、豆、香蕉、柿子、藕、紫菜等。

膳食纤维

　　食用膳食纤维尤其对便秘有效，可通过降低血液中胆固醇的含量调节体重，这对于肥胖或体重超标的人群来说十分必要。富含膳食纤维的食物有豆腐渣、玉米、新鲜蔬菜、水果、杂粮、豆类、海带、裙带菜等。

14 饮食疗法和营养调节 13

有规律地摄入蒜和
山楂树提取物

蒜和山楂树提取物对高血压的治疗也有很好的效果。

蒜是降压的重要食物。最近的研究表明，虽然蒜的作用着重在降低胆固醇，但是对降压也有着一定的效果。常吃蒜的话，收缩压能降 1.1~1.5 千帕，舒张压约能降 0.7~1.1 千帕。

山楂树提取物对心血管疾病的治疗有一定效果，现在欧洲医生都在使用山楂树的果实提取物以及花苞的提取物来降低血压，改善心脏机能，但需要适量服用 2~4 周后才能见效。

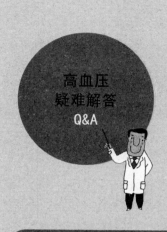

高血压
疑难解答
Q&A

Q_ 一旦吃了降压药就得一直吃下去吗？

A_ 现在马上停止服用也没有问题。

降压药对我们身体的作用主要是阻止血管收缩以提高血流量，调节心脏泵压功能来降低心脏脉搏数。所以一吃降压药血压就下降，一停止吃药血压就上升，这是显而易见的。

但是任何的降压药都不能消除高血压的本源，而仅仅是给心脏和血管过重负荷，一时阻挡住血压升高而已。所以才会有这样的说法，一旦吃上降压药就再也停不了了。

其实，就算是现在马上停止服用降压药也没有任何危害，相反的，如果一直长期服用的话反而会使我们的身体，尤其是心脏机能减弱。所以不要再吃不良反应那么大的降压药物了，就算吃一辈子也不会痊愈，反而会引起一系列并发症。与其受并发症的折磨，还不如不吃更为明智。

> Q_ 都说停止服用降压药物后高血压会复
> 　　发，有没有方法能避免复发呢？另外，
> 　　万一高血压复发了要怎么处理？

A_ 恐惧心理反而会使血压增高，请尽量保持平常心。

由于人体内外的环境因素影响而使人体内无法在正常压力下供给血液，导致血压升高，这种现象就称为高血压。高血压病不是人体自身的疾患，而是"为维持人体生命状态的一种生理现象"。就像吃多了就会吐，有病毒进入体内人体就会发热一样，这只是为了维持生命现象的一种方式而已。

人在日常生活中血压上升的情况也有很多。比如，便秘严重的人好不容易排出大便后或者突然发很大的火时血压都会上升，这类情况是不需要服药的。

高血压是因为心脏或动脉内血液压力变大而引起的，所以会出现各种先兆症状，有一部分人能感觉到，但更多的人是感觉不到的。停止服用降压药物后血压会恢复正常的，但也可能会突然因为某种原因导致血压升高，头部血管感觉紧绷，后颈发紧，还有可能会头疼，尤其是痛症会越来越严重，耳后也会感觉剧烈疼痛，出现恶心呕吐，甚至突发脑卒中晕倒。如果出现这些症状，这是和血压没有任何关系的，必须要及时找专门医生接受治疗。但是被根治的高血压患者一般是不会出现这种情况的。

其实血压高并不是问题，断了降压药以后，对于随时有可能出现脑卒中或脑出血的恐惧心理才是最大的问题。如果自己能够察觉到血压变高的原因，并做好应对措施的话，那么就不

会因为高血压而出现很严重的问题的。

　　癌症患者几乎没有完全因为患上了癌症而死亡的（1% 以内），大部分都是由于"癌症＝死亡"这样的恐惧心理，再加上每天放射线和抗癌剂的治疗，结果免疫机能下降，饭也吃不下去，就这样导致营养失调而死亡。对高血压复发的担心也和此情况类似，所以对高血压患者来说保持一颗平常心，安定的心情是最重要的。

> Q_ 我心里特别的不安，所以真的没办法不
> 　　吃降压药。如果医生也建议吃降压药的
> 　　话该怎么办呢？

　　A_ 你可以告诉医生不想吃药，但是最少在 6 个月之内会改变自己的饮食和生活习惯。另外自己在平时生活中要注意一下，一般是因为什么原因而血压升高的。

　　最近，关于非药物治疗高血压的研究结果很多。实际上 80% 以上的高血压患者经过改变饮食习惯、生活习惯，进行营养调理就可以调节血压值。很多研究表明，对于轻微高血压患者来说，非药物治疗方案往往比降压药的效果更为显著。

　　世界卫生组织（WHO）建议，以一周为间隔进行三次血压测定，如果三次最低血压均在 12.0 千帕以上的话，再以一个月为间隔测量三次，而只有最后三次测量值仍旧在最低血压 13.3 千帕以上的情况下，才需要服用降压药。研究结果表明，高血压患者最起码应经过 6 个月的观察，并通过中医学治疗努力降低血压后再决定需不需要服用降压药。自己会慢慢了解到，如果相信自身体内的自然疗法的话，根本就没有非得食用降压药的必要。

Q_听说服用降压药反而会阻碍血液循环，是真的吗？

A_ 是药三分毒，不能过量。

降压药是强制抑制心脏机能、降低血压的药物。长期服用会使体内供血不足，血液中丰富的营养成分被破坏，血液的生理机能也会受到影响等，导致很多的不良反应。最明显的不良反应就是心脏机能低下，会引起动脉硬化，阻碍血液循环。

就像化学药品一样，降压药当然也是一种有医学作用的化学药品。包括化学药品在内的所有药物如果食用过量的话都是毒药。很多长期服用降压药的人群因为脑出血或脑卒中晕倒甚至死亡，有的还受后遗症的折磨，也都是因为这个原因。所以这种无法除根的药物，还需要一辈子服用，真的是一件很危险的事。

Q_开始的时候降压药只用吃1粒，但后来用量变大、种类也变多了。为什么吃了药病反而更严重了呢？

A_ 虽然服用降压药的期间，血压是降下来了，但追根究底血压反而是越来越高了。

服用降压药的瞬间虽然血压暂时降了下来，但长期服用的话会因为不良反应而产生很多的并发症。并且因为降压药会出现糖尿，会导致动脉硬化，血压反而会比开始更高了。开始的时候一天吃1粒降压药就能见效的，慢慢的用药量会越来越大，即使一次吃 3 粒血压也完全降不下来。

因此服用降压药不过是饮鸩止渴，单纯的应急处理罢了。是为了符合规定标准值而故意将血压拉到正常血压范围的一种短期治疗方法。

人类的大脑和心脏如果不工作了的话就意味着死亡。降压药就是在不知不觉间逐渐弱化大脑和心脏的机能，而且还是各种高死亡率疾病——心血管疾病和脑血管疾病的主要元凶之一。真正的高血压治疗方法，是要好好地改善一下自己的饮食和生活习惯，并注意进行营养调理，加强体内自我治疗的能力。

Q_ 有没有不吃降压药也能控制血压的方法啊？

A_ 找到自己血压升高的原因，通过自己的努力完全可以控制血压的升高。

血压上升的根本原因因人而异，但大体分为两种：一种是血管内壁堆积废物导致血管变窄；另一种是由于体重过重，运动不足而导致的血流量增加。解决了这些问题的话，高血压自己就会痊愈的。

引起高血压的原因中虽然有身体方面的因素，但也不可忽视心理方面的因素。所以要放松精神，要抓好工作和休息两者的平衡。日常生活中要保持正确的生活习惯，不要给身体过重的负担。在高血压治疗中，最重要的不是吃降压药，而是保持一个血压不会上升的好身体。

另外饮食习惯也很重要，尤其不要吃很油腻和很咸的食物，希望大家能以糙米、素食为主。

Q_经常有"高血压=脑卒中"这样的说法，脑卒中和瘫痪来之前有没有什么代表性的先兆症状？高血压和脑卒中之间有什么关系？

A_ 经常头昏沉浊或者有偏头痛，身体僵硬或出现呕吐症状，就很容患上脑卒中。

高血压是为了挤出增加的血流量，而对心脏施加更多的压力而产生的现象。胆固醇或中性脂肪堆积在动脉内壁，使得血管变窄，血液流通不顺畅，也会导致血压升高。另外身体老化的会导致下肢肌肉无力，集中在下半身的血液就会向上半身移动，这也会导致高血压。这过程中移动的血液到达最上部的脑后溢出的情况就是脑溢血（脑出血、脑梗死）。

脑卒中与其说是脑部的问题，其实更大的是下半身的原因。因为运动量不足或寒冷寒气，而使得本应在下半身的热量及血液均移动向上半身，使得大脑内部充满了热量和压力，而导致了脑卒中。换句话也可以说脑卒中是因为寒冷而引起的。在温暖地带生活的人们脑卒中概率低，长寿的原因就是因为气候很温暖，所以随时都可以到外面运动或活动。

脑卒中的先兆症状如下：
- 头一直疼或偏头痛很严重。
- 脸经常发热，特别是只有一边的脸经常出汗。
- 头部昏沉，脖子很僵硬。
- 出现呕吐、嘴干的症状，容易受惊吓，经常失眠。
- 拇指和示指发麻。
- 脉搏很快，脉搏的感知位置离皮肤很近。

● 脉弱无力

请参考以上的脑卒中先兆症状，如果有类似症状的话最好尽快去附近的医院向医生咨询一下。

Q_ 我很瘦，也很年轻，为什么会得上高血压呢？

A_ 高血压产生的原因根据个人所处的环境、生活方式、性格、体质等因素都各不相同的。

好好想一下自己是在什么情况下血压上升的话，就能知道自己得高血压的原因，也能自己克服疾病了。

一般很瘦，也很年轻的高血压患者，大部分是因为长期压力过大或疲劳过度，心理的不安及暴饮暴食等等。换句话说，过于紧张或兴奋的话我们身体的血管也会紧张僵硬收缩，这时血压肯定就会上升，形成高血压。这类人群并不是需要身体管理，而是需要个别的心理管理。

有这样一句话：感冒是万病之源，心理上的压力则是所有病的致病原因之一。人如果心累的话，免疫力就会降低，血压就会升高。平时过分完美主义的人虽然处理事情的时候认真、严谨，但是对身体和心理有危害，有可能会引起高血压。所以平时要注意增强心理免疫力，预防高血压。

第 5 章

了解原因就能
找出治疗方法

■ 高血压的 4 种类型和不用降压药而痊愈的实例

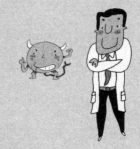

并不是说停止服用降压药，身体马上就会出现什么大问题。只要找到确切的病因进行治疗，一周内身体状态就能开始慢慢趋于稳定，3~6 个月就能使血压恢复到正常状态。在这里，有长期服用降压药的人停止服用后恢复到正常血压状态的 8 篇实例。希望看到治疗内容后也能让你产生信心。

　　我成为中医后一直埋头于研究经穴、经络。经络是连通体内器官和身体外部的通路，经穴是经气聚集的点。如果人体器官的平衡被打破，病理上十分细微的反应也会反映到经气所经过的通道或者经穴上。因此经络就像是人身体的雷达，通过诊断经络就能够马上得知病情。因此那些初期症状并不明显的糖尿病、高血压及各种癌症等，可以通过经络诊断及早发现，有效提高治疗效果。

　　在中医学理论中，高血压是由于经络和五脏六腑的不调和产生的热、风、火、瘀血等相互作用而产生的，并且为了使得经络和脉象的显现结果更为客观和标准，我也在努力采用各种现代手段进行研究。我用内经经络诊断仪（IEMD）将高血压分为了4种类型，并以此为依据治疗患者。使用内经经络诊断仪的高血压诊断法是通过测定在人体上下左右流动的生物体能量，在手、足、肚子等部位流动的生物体能量，并用中医学理论进行诠释。

　　经过5000名患者在将近8年间的内经经络诊断法观察下，其结果显示高血压病因可分为：第一（1型高血压）由精神压力等心理因素导致；第二是（2型高血压）由过度疲劳和睡眠不足导致；第三（3型高血压）由无节制的饮食和肥胖导致；第四（4型高血压）由血液循环不畅通导致。根据这4种不同的原因进行分别治疗之后，很多患者停止服用降压药后也没有出现什么症状，6个月内血压恢复正常，现在不再服用降压药也生活得很好。

▪▪ 由内经经络诊断仪（IEMD）分类的高血压类型

1 型高血压	心脏机能低下，因为精神压力使血压上升
2 型高血压	心脏机能低下，因为身体的过度疲劳使血压上升
3 型高血压	脾胃机能低下，因为无节制的饮食使血压上升
4 型高血压	身体老化，气血不足，导致血压上升

也许很多患者会对"停掉降压药也可以脱离高血压"的说法表示怀疑和疑惑："这是真的吗？"但肯定也会抱着"如果真是那样就好了"的希望。为此我在本书中列举了其中 8 个治疗实例，这些例子的主人公现在都十分的健康。

*每个事例的治疗方法会在第 6 章详细说明。

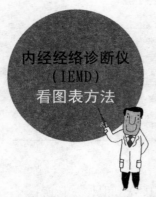

内经经络诊断仪
（IEMD）
看图表方法

经络诊断图标实例

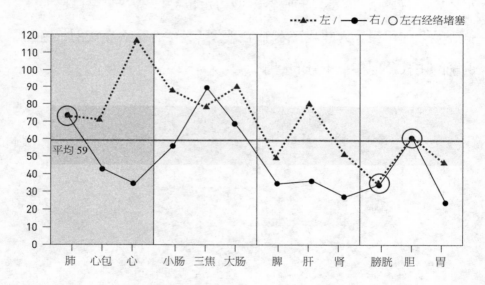

左手三阴 263	右手三阴 150	左足三阴 183	右足三阴 98
右手三阳 256	右手三阳 209	左足三阳 144	右足三阳 118
手 / 足 1.62	阴 / 阳 0.95	相通 0.9	左 / 右 1.47

1. 图表的意义

● 纵轴数字的意义和单位：表示电流量，单位是毫安（mA）。以 1 万名左右的人群为实验对象，结果显示最健康人群的平均电流量为 40~80mA。

● 平均值的意义：平均电流量。因人而异。

2.12 经络由第一集团、第二集团、第三集团、第四集团构成

第一集团（上部）			第二集团（下部）			第三集团（脏）			第四集团（腑）		
肺	心包	心	小肠	三焦	大肠	脾	肝	肾	膀胱	胆	胃
负责各器官运行和物质的分配及消耗。此集团出现异常属于 1 型高血压。			生成经络能量，使经气进入人体内。此集团出现异常属于 4 型高血压。			负责各器官运行和其物质的储藏及生产。此集团出现异常属于 2 型高血压。			主要负责分配经络能量，运行经气。此集团出现异常属于 3 型高血压。		

3. 人体内流动的经气（经络）的分类

● **手足经**: 手和脚内流动的**经气**（经络）。

● **阴阳经**: 内部和外部流动的**经气**（经络）。

● **相通经**: 相互作用的**经气**（经络）。

● **左右经**: 左边和右边流动的**经气**（经络）。

4. 看下面的关系图把握经络的流向后分析 4 种模式（手足经、阴阳经、相通经、左右经）的相对价值。

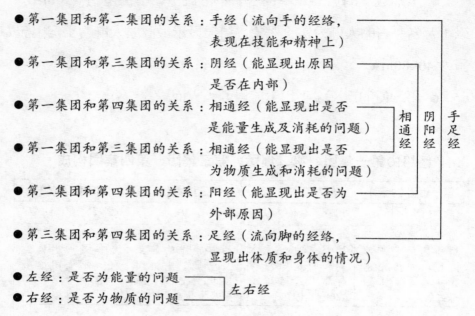

- 第一集团和第二集团的关系：手经（流向手的经络，表现在技能和精神上）
- 第一集团和第三集团的关系：阴经（能显现出原因是否在内部）
- 第一集团和第四集团的关系：相通经（能显现出是否是能量生成及消耗的问题）
- 第一集团和第三集团的关系：相通经（能显现出是否为物质生成和消耗的问题）
- 第二集团和第四集团的关系：阳经（能显现出是否为外部原因）
- 第三集团和第四集团的关系：足经（流向脚的经络，显现出体质和身体的情况）
- 左经：是否为能量的问题
- 右经：是否为物质的问题

5. 检测手部穴和腹部的穴位，分析后得出最终诊断结果

● **正常范围**

这时 4 种模式的正常范围均为 0.8~1.2。

● **左侧和右侧的交叉点的意义**

- 交叉点有 5~8 个：正常生理状态。
- 交叉点有 4 个以下：表示患有急性病、炎症、痹症（关节麻木疼痛，严重的话还会肿，手脚不能动）、刺痛（身体刺痛）。
- 交叉点有 9 个以上：表示患有慢性肌无力和循环障碍、钝痛（迟缓感觉的痛症）等。

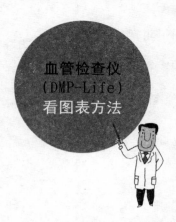

血管检查仪
（DMP-Life）
看图表方法

血管检查仪能同时检测心脏运动正常与否、血压状态、血管老化度以及脉搏整体的均衡度，是一种能够辨别我们身体机能性、结构性异常并且确认是否出现血压不均衡的十分重要的分析工具。

血管检查仪的仪表盘意义

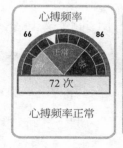

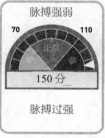

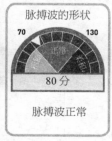

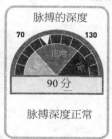

看表就能知道心搏频率、脉搏强弱、脉搏波形状、脉搏深度是不足还是正常。

循环健康

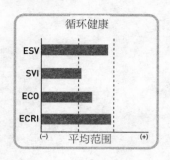

心脏跳动一下的时候射出的血液量，是否能充足地提供给全身的器官和末梢部位，可以在这个图表中分析出来。

- ESV：跳动一次从心脏射出的血液量。

- SVI：相比身体块头的血液量。

- ECO：1分钟内心脏射出的血液量。

- ECRI：血液循环阻碍状态。

血管健康

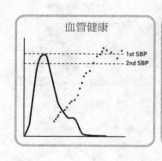 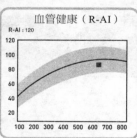

可以通过这两个图表了解血管的健康状态。通过左边的"血管健康"可以了解血管的紧张度，实曲线表示心跳的状态，虚曲线则显示了脉管对于心跳时血管依靠自身恢复能力和弹力而产生的截面会有什么反应。

通过右边的"血管健康（R-AI）"图表则可以确认血管的整体

老化度，结合测验对象的年龄、体格、体重、心跳、血管阻力等情况，将测验对象的血管老化度通过图表显示出来。

- 1st SBP：心跳时心脏自身的血压。
- 2nd SBP：心跳后血管产生的血压。

■■ 1 型高血压治疗实例 1

因视觉障碍和经济上的问题而产生心理压力，导致高血压，经治疗仅 3 个月即恢复

63 岁的金先生在来中医院之前 1 年，曾因为头痛和眼压痛去过医院，检查结果显示血压为 21.3~22.7/12.7~13.3 千帕，被确诊高血压之后开始服用两种降压药，但是出现了不良反应，身体经常水肿而且心脏总是怦怦地跳。金先生平时就属于很敏感小心的性格，因为视觉障碍 10 多年无法进行工作赚钱而压力十分大。

基本信息

- **身高和体重**：155 厘米，56 千克。
- **病史**：患视觉障碍 15 年（从将近 40 岁时视力开始减弱，

到 50 多岁时完全丧失视力）。

● **家族史**：无。

● **性格**：敏感、小心。

● **高血压时出现的症状**：

• 头痛严重。

• 两眼眼压过大而且隐隐作痛。

• 整个身体经常水肿。

• 睡觉不踏实。

• 内心经常不安、焦躁。

• 越来越精神敏感。

• 易发火。

> ## 服用降压药的相关信息

● **血压**

【服用降压药前】21.3~22.7/12.7~13.3 千帕。

【服用降压药时】17.3/11.3 千帕。

● **服用降压药的时间及种类**

约 1 年，Nosatan Tab.（ACE 抑制剂）50 毫克、Ginexin-F Tablets（血液循环改善剂）。

● 服用降压药后的症状

• 心脏机能变弱，身体经常水肿。

• 有时候心脏会跳动加快。

• 易受惊吓。

> 经络诊断仪和血管健康检查仪诊断结果

● 经络诊断结果：1 型

（虚线：人体右侧经络的走向状况 / 实线：人体左侧经络的走向状况）

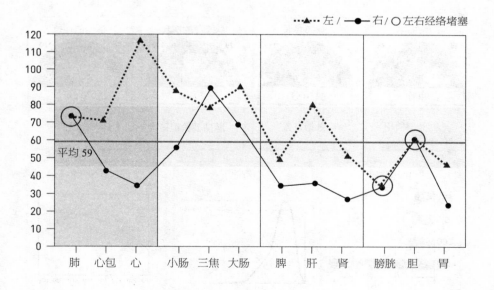

左手三阴 263	右手三阴 150	左足三阴 183	右足三阴 98
右手三阳 256	右手三阳 209	左足三阳 144	右足三阳 118
手 / 足 1.62	阴 / 阳 0.95	相通 0.9	左 / 右 1.47

　　手足经络是1.62∶1超过了正常范围，左右经络差异1.47∶1，也十分的不均衡。另外，肺、膀胱、胆的经络均有堵塞。堵塞是指，左右经络发挥相互重叠的作用，这表明生理上处于不正常的状态。

　　在肺、心包、心的经络中，肺经络有堵塞；心包经络的右侧低于生理正常范围；右侧的心经络也是低于正常生理范围，而左侧心经络过于亢进，导致左右偏差太大。像这种情况就属于肺、心包、心经络的 1 型高血压。

● **血管健康检查仪诊断结果**

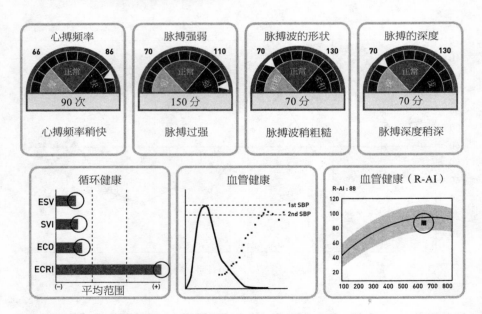

　　脉搏比正常稍快，脉搏强度比正常值高很多，脉搏波的形状稍显粗糙，脉搏深度也比正常稍深。循环健康中 ESV（跳动一次从

心脏射出的血液量）、SVI（相比身体块头的血液量）、ECO（1 分钟内心脏射出的血液量）均远远低于正常范围，而 ECRI（血液循环阻碍状态）又过高。

比较一下循环健康图表和显示血管老化度的血管健康（R-AI）图表的话，可以看出血管老化度还是不严重的。这便可以说明，并不是因为血管自身的老化引起的高血压，而是人体内所需的血液量不足，由此使得 ECRI 大大超出平均范围，从而引起了高血压。即人体内的造血系统作用减弱了。

● **最终意见**

综合经络诊断仪和血管检查仪两项结果可以看出，该患者属于"肺、心包、心经络的亢进和堵塞而引起的 1 型高血压"，造血功能不足，人体上部的能量无法正常移动到下体，故而引起了高血压。

主要治疗方法

● **针灸治疗**：3 天用一次气运相通针。

● **中医药方**：清心丹。

● **拔罐治疗**：上、下腹部和背上部，百汇穴、涌泉穴。

● **其他治疗**

　• 每天上、下午踩竹子各 20 分钟以上。

　• 在上背部（背俞穴）用火罐放血（通过在穴位上用除

147

瘀血的针扎皮肤后放少量的血来治疗疾病的针刺法）实行 5 次。

• 上背部刮痧（使用刮痧工具，反复刺激身体各部位经络的中医疗法）2 次。

治疗经过和预后

● **初诊时**：停止服用所有高血压药及血压循环改善剂，告知其前两周每天都来医院，但因其自行来医院很困难，所以决定隔 3 天来一次医院。

● **治疗开始后 10 天**：服用降压药时血压为 17.3/11.3 千帕，停止服用降压药后收缩期血压增加了 1.33 千帕，告诉他因为是治疗的初期不用担心专心治疗即可，劝其尽量以素食为主，认真踩竹。

● **治疗开始后 1 个月左右**：血压值增加的趋势和症状在消失，仅有微弱的头疼、眼压痛等。

● **治疗开始后 2 个月**：血压值升高，又出现头痛、耳鸣、无力、注意力不集中的现象，但这是身体在恢复的过程中出现的症状，劝其不必害怕应坚持治疗。

● **治疗开始后 3 个月以后至今**：患者坚持治疗 3 个月后血压值稳定，头痛、耳鸣、无力、间歇性的集中力低下等症状也恢复。血压为 16.8/8.7 千帕。血压相对维持正常，来院次数减为一周一次。

■■■1 型高血压治疗实例 2

精神压力与更年期综合征导致的高血压，经过 3 个月的治疗后痊愈

52 岁的家庭主妇崔女士，头部和足背发热，身体出现水肿，来西医院接受综合检查，确诊患高脂血症、高血压。与此同时送儿子服兵役后精神压力增大，连续服用高血压和高脂血症的处方药 3 个月后血压有增无减，来中医院治疗。

基本信息

- **身体及体重**：163 厘米，56 千克。
- **病史**：患有子宫瘤，2005 年切除子宫。
- **家族病史**：母亲患有高血压，做了心血管内支架手术。
- **性格**：属于豁达、细心的类型。善解人意，比较能容忍，小心谨慎。
- **伴随高血压产生的症状**
  - 头痛严重。
  - 左后颈项疼痛严重。
  - 头部发热。

- 体温下降。

- 手脚冰凉。

- 耳鸣。

- 不安、焦躁、胸闷。

- 盗汗。

- 腰、腿沉重。

- 消化不良。

服用降压药相关情况

● **血压**

【服用降压药前】22.7/14.0 千帕。

【服用降压药后】上午 14.7/10.0 千帕，下午 22.0/14.0 千帕。

● **降压药服用时间和种类**：服用 LasixTab（利尿剂）40 毫克，高脂血症药、神经安定剂、阿司匹林 3 个月。

● **降压药服用后症状**

- 失眠严重。

- 胸闷严重。

- 睡觉时口干严重。

- 睡觉时经常全身僵硬。

- 服用降压药后血压值继续上升。

- 医生认为治疗效果不好，患脑卒中的可能性大。

- 降压药的不良反应大。

经络诊断器和血管健康检查仪诊断结果

● 经络诊断结果：1 型

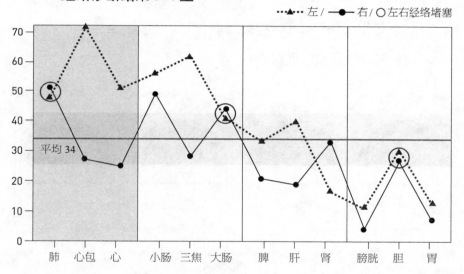

左手三阴 171	右手三阴 103	左足三阴 90	右足三阴 73
右手三阳 159	右手三阳 121	左足三阳 54	右足三阳 38
手/足 2.17	阴/阳 1.17	相通 0.83	左/右 1.41

手足经络2.17∶1右手经络1.41∶1，超出正常范围，不均衡。肺、大肠、胆经络有闭塞，右侧的心包和心经络处在患病的边缘，右侧肺和左侧肺、心包、心经络亢进超出生理范围，心包经络的左右偏差也很严重导致上升的人体能量不能正常下降形成1型高血压，右侧小肠和三焦经络亢进导致同时出现更年期症状。

● 血管健康检查仪诊断结果

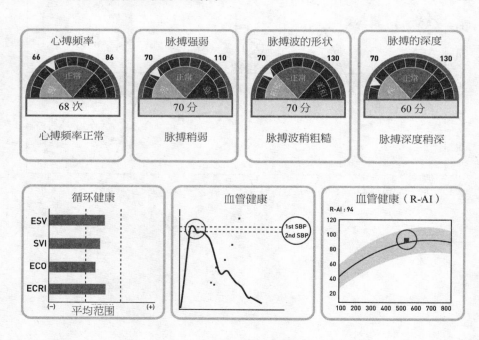

脉强度微弱，脉象略粗糙，脉深度比正常的深。循环健康安定，

血管健康情况心搏动时出现喷口模样，1st SBP（心搏动时心脏自身血压）和 2nd SBP（心搏动后血管碰击产生的血压）空间狭窄可知平时精神也紧张且精神压力大，血管健康（R-AI）处在警戒线因此为防止血管老化需要持续的管理和努力。

● **最终意见**

根据肺、心包、心经络的亢进和闭塞确定为 1 型高血压，下肢冷，上升的身体能量不能下降产生高血压症状。加之更年期症状导致小肠、三焦、大肠经络稍有亢进和闭塞，长期的压力和紧张加重了心脏肌肉的松弛。

主要治疗法

● **针治疗**：气运升降针每周 5 次连续 3 个月施术。

● **韩药处方**：天心丹、辅命丹。

● **针灸治疗**：上、下腹部，上背部，百会穴、涌泉穴。

● **其他治疗**

- 每天上午、下午、晚上踩竹各 20~30 分钟以上。

- 上背部（背俞穴）泻血疗法拔罐 7 次。

- 上背部刮痧 5 次。

治疗经过和预后

● **初诊时**：马上停止服用降压药。进行施针和针灸治疗，开了中药处方。治疗一天后睡得很好。因为担心中断服用降压药后出现脑脑卒中所以让其每天来医院。

● **治疗开始后 10 天**：除了公休日每天都来医院，经过十天的治疗，血压维持在 18.7/12.0 千帕，睡眠继续改善，口干的症状基本消失，睡觉时全身僵硬的症状比来院前进恢复了 30%。

● **治疗开始后一个月后**：血压维持在 18.7/12.0 千帕至 16.0/10.7 千帕之间，睡眠质量好时血压正常，但劳神或睡眠不足时血压就会增高。睡觉时全身僵硬的症状缩减为一周出现一次。

● **治疗开始后 2 个月**：头痛、左侧项强痛、足背热症状、不安、焦躁、胸闷等症状完全消失，偶尔体温下降、消化不良，血压维持在 16.7/11.3 千帕。

● **治疗开始后 3 个月至今**：由高血压引起的症状全部消失，更年期引起症状仅有一部分残留，血压维持在 16.0/10.7 千帕左右。医院综合检查时血压、血脂各项指标均为正常值。

1型高血压

压力和郁火导致 ， 安定心神是最佳方案

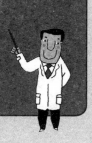

原因及特征

- 精神压力导致上半身的心、肺、心包经络出现异常，身体能量无法下移引起。

- 多发生在压力大的现代人身上，患有高血压的患者中有35%为1型高血压。

容易患病人群特征

- 精神压力大的人。

- 不能很好地缓解压力的人。

- 性格过于敏感认真地人。

- 过度内向的人。

- 小心谨慎的人。

主要症状

- 郁火上涌导致头痛、眩晕、失眠、耳鸣。

- 眼睛充血等症状持续出现。

- 经常感到焦躁、胸闷，容易发火。

- 胸腹部经常气滞。

- 从后脑部分到肩部、背部肌肉僵硬。

- 嘴里发干、发涩，没有深睡眠，即使入睡也多梦。

主要治疗法的原理

- **中药治疗**：通过天心丹强化心、肺、心包机能，辅命丹强化气血。

- **针灸治疗**：高血压通过气运升降针使人体的气下移。

- **高血压贴**：激活人体能量通过温热的效果去祛除冷气和毒素，使血液循环通畅。

- **拔罐与艾灸(泻血疗法，温灸疗法)**：通过拔罐刺激背部经穴，通过针灸刺激胸部经穴降压。

- **踩竹**：通过缓解脚底僵硬的部分，可以火花血液循环，还可以去除冷气、消除疲劳。

- **运动治疗**：通过导引运动法使停滞的气下移。

■■2 型高血压治疗实例 1

过劳导致的高血压，不服用降压药治疗

59 岁的允先生是一名公务员，工作中经常感到疲劳、无力且头痛，眼不舒服，2011 年末到医院接受健康检查。当时血压是 20.0/13.3 千帕，确诊为高血压拿到降压药的处方。但是不想通过吃药治疗，所以来到中医院。

作为职场的中层干部做好分内工作外还要管理部门职员，最近身体处于虚弱的状态。以上症状（疲劳、无力、头痛、眼晕的症状）在过去与家人分离，外派地方工作的 2 年中也曾出现过，调迁回来与家人一起生活后症状自然消失，但是最近由于频繁的加班工作和过重的业务量使之前的症状加重，接受体检后发现是高血压。

基本信息

- **身高及体重**：171 厘米，61 千克。

- **病史**：无。

- **家族病史**：母亲患有脑梗死，在世。

- **性格**：认真缜密，与一次性做很多事情相比是一件一件事情完成的类型，最近非常敏感。

● **伴随高血压产生的症状**

- 经常感到疲劳。

- 压力大。

- 酒后更加疲惫。

- 消化不良。

- 身体凉。

- 手指末梢很干燥。

- 头痛。

- 头脑不清醒。

- 眼晕。

- 情绪低落。

- 不能深睡眠。

服用降压药相关情况

● **血压:** 18.7~20.0/12.7~13.3千帕。

● **降压药服用时间和种类:** 没有服用。

经络诊断器和血管健康检查仪诊断结果

● 经络诊断结果：2 型

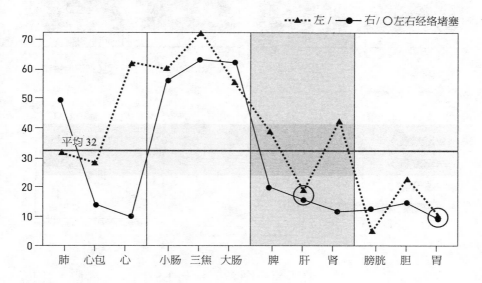

左手三阴 121	右手三阴 73	左足三阴 98	右足三阴 45
右手三阳 184	右手三阳 178	左足三阳 35	右足三阳 34
手 / 足 2.62	阴 / 阳 0.78	相通 0.52	左 / 右 1.33

经络诊断仪诊断结果为手足经络2.62：1，阴阳0.78：1，相通0.52：1，左右1.33：1，手足、阴阳、相通、左右经络的均衡全部超出正常范围（0.8~1.2），肝经络与胃经络里有闭塞，这是脾、肝、肾经络的能量不能上升导致形成的2类高血压，同时伴有膀胱、胆、胃经络下降。

● 血管健康检查仪诊断结果

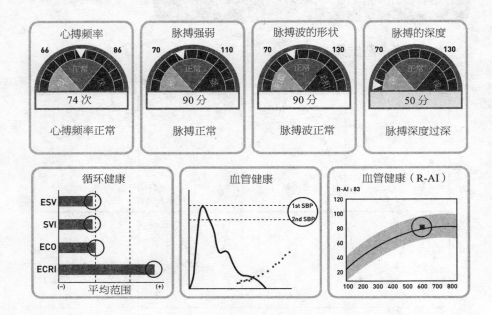

脉深度比正常深。循环健康图表显示与 ESV（1 回心脏流出的血液量），ECO（一分钟心脏流出的血液量）少的地方相比流出的多。这意味着造血功能不足。血管健康图表中由 1st SBP（心搏动时心脏自身血压）和 2nd SBP（心搏动后血管碰击的血压）间隔稍窄得知心脏肌肉处于紧张转台，血管健康（R-AI）良好。

● 最终意见

脾、肝、肾经络的经气不能上升，停滞在人体下部产生的 2 型高血压。肝经络和胃经络的闭塞引起全身乏力、疲劳感严重、消化机能低下、造血机能减弱、心脏肌肉也处于紧张状态。

主要治疗法

- **针灸治疗**：气运升降针每周一次施术。

- **中药处方**：地肾丹。

- **艾灸治疗**：下腹部，背的中下部，百会穴、涌泉穴。

- **其他治疗**

  - 每天上午、下午各踩竹 20 分钟以上。

  - 背的中下部（背俞穴）运用泻血疗法拔罐，每周 2 回。

  - 每周 2 次足浴。

  - 饭后慢走 20~30 分钟。

治疗经过和预后

- **初期时**：业务上压力大，经常加班打破了他的生活规律，以致积劳成疾，神经敏感对任何事情都没有兴趣，经络诊断显示手足、阴阳、相通、左右经络的严重不均衡。本劝其每天都来医院接受治疗，但是由于工作原因改为每周 1 次。

- **治疗开始 1 个月后**：不服用降压药，一周一次到医院接受治疗，血压有略微上升的趋势。因治疗次数不够，劝其要继续坚持来医院接受治疗。

- **治疗开始 2 个月后**：血压摇摆不定，问诊结果显示休息充分时血压维持稳定状态，相反值班时睡眠不足或者业务过重时血压就会上升，身体状态不佳。叮嘱其一周做两次足浴，饭后进行慢步锻炼，工作结束后保证充分的休息。

● **治疗开始 3 个月后**：其血压稳定在 14.7~16.0/9.3~10.0 千帕，工作中疲劳感也减轻了。初诊时的症状消失或基本消失，3 个月的时间里，治疗次数不足让其今后继续坚持接受治疗。

● **治疗开始后 4 个月至今**：维持稳定的血压状态，体力也得到很大的改善，抵抗压力的能力也大大提高，与过去相比疲劳感减，轻免疫力提高。

■■ 2 型高血压治疗实例 2

过劳和压力引起的高血压，停止服用高血压药也不再担心会患阿尔茨海默病

67 岁的李先生是一名银行职员，曾在 40 岁出头的事业上升的黄金年龄因过劳和精神压力引起面部肌肉麻痹、说话迟钝、头后部有拉扯感、眼压上升去医院接受检查，确诊为高血压，连续服用 25 年降压药。性格敏感细心，抗压能力弱。

基本信息

- **身高和体重**：165 厘米，67 千克。

- **病史**：40 岁出头时脸部肌肉麻痹，患有项强痛，最近肾脏里发现了肿瘤。

- **家族病史**：有家族阿尔茨海默病史。

- **性格**：属于对于所有事都很认真的类型，敏感细心，抗压能力弱。

- **伴随高血压产生的症状**

  - 面部有热感。

  - 头后部有拉扯症状。

- 眼压高。

- 神经敏感。

- 最近身体检查时发现肾脏里有肿瘤。

- 饮食不规律。

- 精神压力大。

- 鼻子有过敏性鼻炎。

- 睡眠质量不好。

服用降压药相关情况

● 血压

【服用降压药前】20.0/12.7千帕。

【服用降压药后】18.7/11.5千帕。

● 降压药服用时间及种类: 服用Novasc Tab（钙拮抗剂）25年。

● 降压药服用后的症状: 没有特殊症状。

经络诊断器和血管健康检查仪诊断结果

● 经络诊断结果：2 型

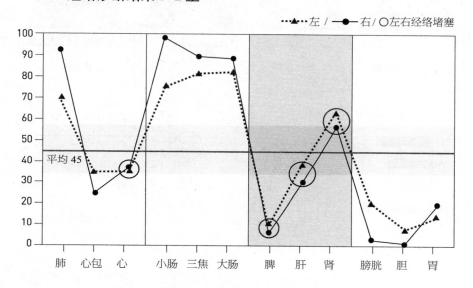

左手三阴 141	右手三阴 155	左足三阴 113	右足三阴 93
右手三阳 241	右手三阳 278	左足三阳 41	右足三阳 24
手 / 足 3.01	阴 / 阳 0.86	相通 0.5	左 / 右 0.97

　　手足经络3.01：1，相通经络0.5：1，超出正常值（0.8~1.2）。特别是手足经络偏差严重，心、脾、肝、肾经络有闭塞，脾、肝、肾经络的能量不能上升而形成2型高血压，膀胱、胆、胃经络的经气也停滞在身体下部。

● 血管健康检查仪诊断结果

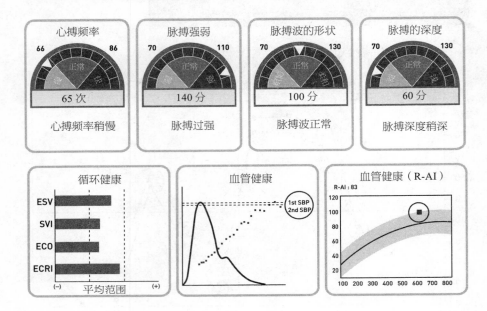

心搏动较慢，脉搏正常。循环健康良好但是 ECRI（血液循环低下状态）处于临界线，血管健康 1st SBP（心搏动时心脏自身血压）和 2nd SBP（心搏动后血管碰击产生的血压）间隔很窄可知是长期服用降压药的结果，血管健康（R-AI）也比正常范围高所以需要降低血管老化度的持续管理。

● 最终意见

患者手足经络的差距超过 3 倍，是脾、肝、肾经络的能量不能上升的 2 型高血压，怀疑患者长期处于过劳、高压力的状态，服用降压药使心脏肌肉松弛、血管处于老化的过程中。

主要治疗方法

- **针灸治疗**：气运升降针每周 2 次施术。

- **中药处方**：地肾丹、仙梦丹、天心丹。

- **艾灸治疗**：下腹部，下背部，百会穴、涌泉穴。

- **其他治疗**

  - 每天上午、下午、晚上各踩竹 20 分钟以上。

  - 背部（背俞穴）进行泻血疗法拔罐 10 次。

  - 背部刮痧 15 次。

治疗的经过和预后

- **初诊时**：让他马上停止服用降压药，跟他说明由于长期（约 25 年）服用降压药现在需坚持治疗，加之家族有阿尔茨海默病史，长而期服用高血压药的不良反应可能会引发此病，所以更需要认真接受治疗。

- **治疗开始 1 个月后**：**停止服用降压药**，每周来医院 2 次，血压上升到 20.0/12.0 千帕，比治疗前更容易入睡，敏感的神经也有所放松，后头部的拉扯感和脸部发热的症状消失。

- **治疗开始 2 个月后**：收缩压为 17.3~20.0 千帕，舒张压压为 10.7~12.7 千帕左右。压力大、睡眠不充足或者饮酒后血压就会上升。劝其每天尽量保证充足睡眠、停止饮酒、规律饮食。

● **治疗开始 3 个月后**：血压维持 18.7/12.0 千帕，承受压力的能力变强，除了偶尔眼压上升外其他症状消失，中药服用 3 个月后停止，只进行针、灸治疗的同步治疗。

● **治疗开始 6 个月后**：血压维持在 17.3/11.3 千帕，继续坚持针灸治疗。

2 型高血压

过劳和睡眠不足导致，应该改善生活习惯

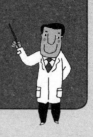

原因及特征

- 由于过劳和睡眠不足下半身的脾、肝、肾经络发生异常，身体的能量不能上移导致 2 型高血压。

- 高血压患者中约有 25% 是 2 型高血压。

容易患病人群特征

- 元气先天不足的人。

- 平时睡眠不足的人。

- 睡眠时间不规律的人。

- 过度疲劳的人。

- 晚上或者夜间工作的人。

主要症状

- 经常感到疲劳，怕冷。

- 有性功能低下、肢冷、盗汗、便秘、耳背、耳鸣等症状。

- 腰、下肢变得无力，嘴唇和口腔变得干燥，喉咙经常干。
- 舌苔红，视力低下，眼睛经常疲惫。

主要治疗方法的原理

- **中药治疗**：通过地肾丹强化脾、肝、肾经络机能，通过仙梦丹疏通全身气血。
- **针灸治疗**：通过高血压气运升降针使人体的经气上升。
- **高血压贴**：激活人体能量通过温热的效果去祛除冷气和毒素，使血液循环通畅。
- **拔罐和艾灸（泻血疗法和温灸疗法）**：通过腰部位拔罐、小腹部艾灸刺激经穴降压。
- **踩竹**：通过缓解脚底僵硬的部分不仅可以活化血液循环还可以去除冷气、消除疲劳。
- **运动治疗**：通过导引运动法使停滞的气下移。

■■ 3 型高血压治疗实例 1

睡眠习惯和饮食习惯不规则的出租车司机，仅用了 2 个月就重新找回活力

56 岁的金先生是一位出租车司机，睡眠时间经常不规律，经常头痛，健康体检时血压为 21.3/13.3 千帕，确诊为高血压，服用了 3 年降压药，20 天前通过广播收听到关于降压药的访谈，鼓足勇气停止服用降压药，但是停药后血压上升而来医院就诊。

基本情况

- **身高及体重**：175 厘米，82 千克。

- **病史**：无。

- **家族病史**：无。

- **性格**：有领导能力，体格健壮，性子有点急，有忍耐力但是不能忍受不平之事。

- **伴随高血压出现的症状**

  · 四肢末端麻木。

  · 头痛。

  · 勃起功能障碍。

- 眼睛昏花。

- 神经敏感。

- 消化不良。

降压药服用相关情况

● 血压

【降压药服用前】21.3/13.3 千帕。

【降压药服用时】19.3/12.0 千帕。

【降压药中断后 2 个月】21.7/12.1 千帕。

● 降压药服用时间和种类：服用 3 年 candesartan16 毫克，Anitin Tab（钙拮抗剂）5 毫克。

● 降压药服用后症状

- 勃起功能障碍。

- 头痛。

- 消化不良。

- 神经变得敏感。

经络诊断器和血管健康检查仪诊断结果

● 经络诊断结果：3 型

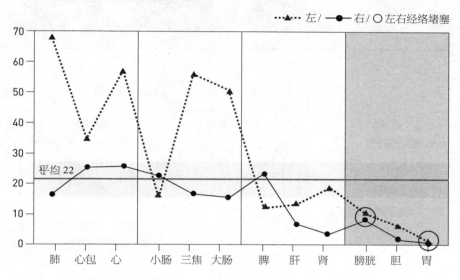

左手三阴 161	右手三阴 69	左足三阴 46	右足三阴 35
右手三阳 122	右手三阳 56	左足三阳 20	右足三阳 12
手／足 3.61	阴／阳 1.48	相通 1.01	左／右 2.03

　　手足经络3.62：1， 左右经络2.03：1大大超出正常范围
（0.8~1.2），阴阳经络1.48：1也不均衡，膀胱与胃经络里有闭
塞，肝、肾经络的机能也大大下降，由于长期的不规律饮食习惯和
过劳引起膀胱、胆、胃经络的机能低下，上身的能量不能下降，导
致3型高血压。

● 经络诊断结果：3 型

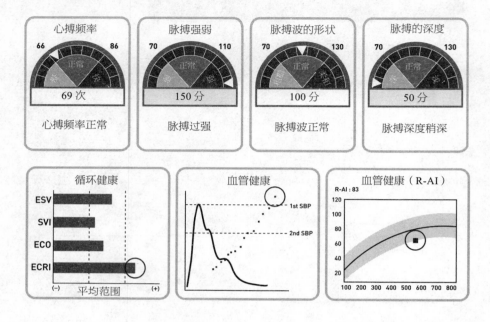

比正常的脉强度强，脉深度稍深，循环健康中的 ECRI（血液循环低下状态）超出平均范围，这是由不规则的生活习惯和精神压力引起，看血管健康图表的脉象上升的曲线可知这种状况持续很长时间了。

● 最终意见

根据手足、阴阳、左右经络的不均衡，胃经络的闭塞和机能低下归为 3 型高血压，同时由于不规则的饮食和睡眠习惯及疲劳导致脉搏国强，血管的阻力强所以血液运行状态不佳。幸亏平时经常运动所以身体没有出现大问题。

主要治疗方法

- **针灸治疗**：气晕升降针每周 2 次施术。

- **中药处方**：人胃丹。

- **艾灸治疗**：中下腹部，背的中下部，百会穴、涌泉穴。

- **其他治疗**

  - 每天上午、下午各踩竹 20 分钟以上。

  - 背的中下部（背俞穴）用泻血疗法拔罐 7 次。

  - 背中央上部刮痧 5 次施行。

治疗经过和预后

- **初诊时**：因血压上升担心脑卒中，特别向他说明这是血压恢复正常化的过程，每周来医院 2 次接受治疗。

- **治疗开始后 2 周**：头痛症状消失，大便状态也正常了。

- **治疗开始后 1 个月**：血压 20.0/11.3 千帕，勃起功能慢慢恢复，消化不良的情况也得到缓解。

- **治疗开始后 2 个月至今**：血压维持在 18.7/10.7 千帕，虽然作为出租车司机睡眠不规律，但是血压还是保持下降趋势，伴随高血压出现的多种症状也全部消失，日常生活中没有任何不便。

■■■3 型高血压治疗实例 2

停药两个月后摆脱高血压与溃疡性大肠炎

56 岁的金先生经营着一家工厂，两年前因脑梗死入院，之后一直服用降压药和抗血小板药，服药时会有腹泻、便血等症，去医院后诊断为溃疡性大肠炎。

基本信息

- **身高及体重**：164 厘米，53 千克。
- **病史**：轻微脑梗死（2 年前），溃疡性大肠炎（2 年前开始），先天性耳鸣。
- **家族病史**：母亲患有高血压，做了心血管内支架手术。
- **性格**：小心敏感，小事也往心里去，精神压力大。
- **伴随高血压出现的症状**
  - 溃疡性大肠炎。
  - 胸部酸痛。
  - 精神压力大。
  - 对任何事都敏感。
  - 右手第二、三、四个手指末梢发麻。

- 不能深睡眠，入睡后会醒 2 次。

- 小便后不舒服，有残尿感和尿道酸痛感。

- 性欲消减。

- 前列腺肥大。

- 肢寒怕冷。

- 耳鸣症状加重。

降压药服用相关情况

● **血压**

【**降压药服用后**】16.0/10.7 千帕（脑梗死前不服用降压药）。

● **降压药服用时间和种类：**服用 Orodipine（钙拮抗剂）5 毫克，evestring（抗血栓形成），Colazal（治疗溃疡性大肠炎药），使用 Pentasa 坐药（治疗溃疡性大肠炎药）2 年。

● **降压药服用后的症状**

- 心脏部位酸痛。

- 小便后舒服。

- 性欲减退。

- 免疫力下降。

经络诊断器和血管健康检查仪诊断结果

● 经络诊断结果：3 型

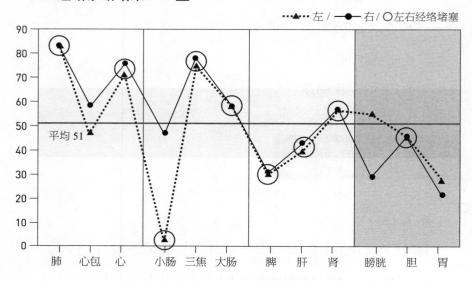

左手三阴 203	右手三阴 218	左足三阴 126	右足三阴 131
右手三阳 135	右手三阳 183	左足三阳 129	右足三阳 97
手 / 足 1.53	阴 / 阳 1.25	相通 1.13	左 / 右 0.94

　　手足经络1.53：1，阴阳经络1.25：1，超出正常值（0.8~1.2）出现不均衡。小肠经络过低，肺、心、三焦、大肠、脾、肝、肾、胆经络中有闭塞。这是由于平时性格敏感、消化能力弱导致身体内能量上下不通，停滞在中间部位而形成的3型高血压。

● 血管健康检查仪诊断结果

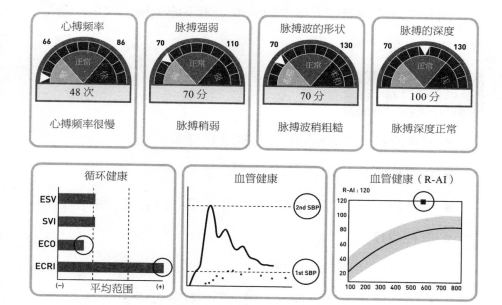

心搏动很慢，脉搏强度减弱，脉模样也较粗糙。循环健康中ESV（1次心脏中流出的血液量）与ECO（1分钟内从心脏流出的血液量）在平均临界范围或达不到平均值，血管健康1st SBP（心搏动时心脏自身血压）和2nd SBP（心搏动后血管碰击产生的血压）间隔很宽，血管健康（R-AI）血管老化度高，这是由于所有的造血作用都处于未能实现的状态。

● 最终意见

随着小肠经络机能的过度低下和大肠、脾经络的闭塞出现营养吸收低下，导致造血功能不佳，消化器官运动性下降，属于3

型高血压。可以说由此引起血管的阻力强、血管处于老化度相对高。因此应该使停滞在人体中间的能量上下流通使消化机能恢复、重新实现造血功能。

主要治疗方法

- **针灸治疗**：气运相通针，每周 2 次施术。
- **中药处方**：人胃丹，地肾丹。
- **艾灸治疗**：中、下腹部，中、下背部，百会穴、涌泉穴。
- **其他治疗**
  - 上午、下午各踩竹 20 分钟。
  - 中、下背部（背俞穴）进行泻血疗法拔罐 3 次。
  - 中、下背部刮痧 5 次。

治疗经过和预后

- **初诊时**：停止服用所有高降压药和溃疡性大肠炎药，患者本人对停止服用西药感到不安但是觉得同步治疗不会有问题，患者鼓足勇气开始治疗，每周 2 次隔 3 天来一次医院。
- **治疗开始后 15 天**：问诊时说停止服用降压药血压没有上升，但是停止服用溃疡性大肠炎药后大便里带血。坚持着不服用溃疡性大肠炎药继续来中医院接受治疗。

● **治疗开始 1 个月后**：收缩压上升 10~20 千帕左右又降到正常范围内，之后又有上升的情况。大便带血情形大大减少。

● **治疗开始 2 个月至今**：量血压时血压保持在 16.7/10.7 千帕，溃疡性大肠炎症状消失，腹泻、大便带血的症状也消失了，恢复速度之快患者本人也感到惊讶。各方面充满活力，但是曾患有脑梗死患者希望继续治疗，决定暂时每周来 1 次医院。同时为促进造血功能开了地肾丹的处方。

3 型高血压

无节制的饮食摄取导致，需紧急改善饮食习惯

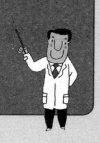

原因及特征

- 由于无节制的暴饮暴食，身体能量停滞在中间，而经脉上下不通畅导致脾、胃经络机能出现异常，形成 3 型高血压。

- 3 型高血压占高血压患者的 20% 左右。

容易患病人群特征

- 脾脏先天虚弱的人。

- 饮食习惯不规律、喜欢吃快餐的人。

- 经常饮酒的人。

- 平时喜欢油腻食物、喝冷饮料的人。

- 身体比较冷，手脚、腹部、下腹部寒冷的人。

主要症状

- 身体经常性感觉沉重。

- 梅雨季节或湿气较重时头痛、眩晕症严重。

● 无食欲，味觉迟钝，有呕吐症状，身体易水肿，痰多。

主要治疗方法的原理

● **中药治疗**：通过人胃丹强化脾胃的机能，疏通经络气血。

● **针灸治疗**：通过高血压气运相通针使人体的气血疏通。

● **高血压贴**：激活人体能量通过温热的效果去祛除冷气和毒素，使血液循环通畅。

● **拔罐和艾灸（泻血疗法和温灸疗法）**：在腰部和背部之间拔罐，中腹部艾灸刺激经穴以降压。

● **踩竹**：通过缓解脚底僵硬的部分不仅可以使血液循环活性化还可以去除冷气、消除疲劳。

● **运动治疗**：通过导引运动法将使停滞的经气下移。

■■4 型高血压治疗实例 1

生活有规律也继续上升的血压，经过 3 个月的韩方治疗后恢复正常

68 岁的允先生 20 年前因交通事故失明。7 年前确诊为高血压，之后一直服用降压药。几乎每天都在家骑一个小时自行车或其他有氧运动，生活规律，但是血压继续上升，所以来到中医院就诊。

基本信息

- **身高及体重**：171 厘米，64 千克。
- **病史**：因事故丧失视力，耳石症（2011 年 12 月因头晕来医院接受诊断）。
- **家族病史**：无。
- **性格**：认真、挑剔，性格稍微有点急，喜欢每件事正确、有序。属于生活很有规律的类型。
- **伴随高血压出现的症状**
  - 失眠、醒后难入睡。
  - 平躺时左侧肩部紧绷感强。
  - 头重。

- 脚冷，冷的部位逐渐向上身移动。

- 吃得少但是不消化。

- 神经变得敏感，经常心烦。

- 服用降压药后血压不但不下降反而有上升的倾向。

降压药服用相关情况

● **血压**

【**降压药服用前**】19.3/12.7 千帕，18.7/13.3 千帕。

【**降压药服用前**】初期血压稳定之后血压持续上升。

● **降压药服用时间及种类**：同时服用 Skad Tab（钙拮抗剂）和 CoscaTab（利尿剂）5 年以上，最近改服用 ACE 抑制剂。

● **降压药服用后的症状**

- 突然起身会头晕。

- 腿冷。

- 小便不顺畅。

- 消化不良。

经络诊断器和血管健康检查仪诊断结果

● 经络诊断结果：4 型

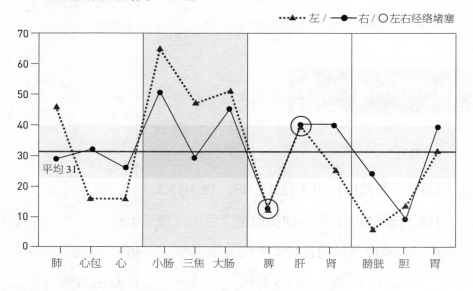

左手三阴 78	右手三阴 87	左足三阴 76	右足三阴 93
右手三阳 163	右手三阳 125	左足三阳 52	右足三阳 72
手／足 1.55	阴／阳 0.81	相通 0.63	左／右 0.98

　　手足经络1.55：1较正常值（0.8~1.2）亢进。相通经络为0.63：1与正常值相比较低下，脾、肝内有闭塞，小肠、三焦、大肠经络亢进超出正常范围。特别是左侧小肠、三焦、大肠的经络全部亢进超出正常生理范围处于打破人体能量的均衡的状态。

● 血管健康检查仪诊断结果

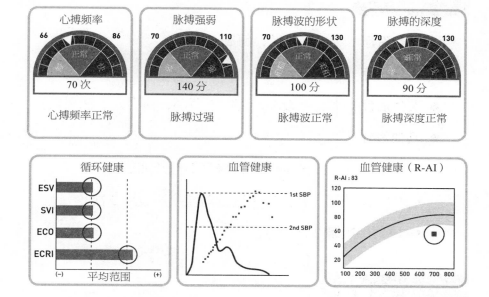

比正常的脉强度强，循环健康的 ESV（一次从心脏流出的血液量）和 ECO（一分钟内从心脏流出的血液量）处在达不到平均范围的警戒范围内，ECRI（血液循环低下状态）超出平均范围，这说明造血功能不足，由血管健康表格脉象上涌有力可知平时一直处于紧张状态。

● 最终意见

根据这位患者小肠、三焦、大肠经络亢进的情况定为 4 型高血压，其造血功能弱，神经非常敏感，同时小肠、三焦、大肠经络亢进引起体内能量失衡。

187

主要治疗法

- **针灸治疗**：气运升降针，每周 5 次。
- **中药治疗**：辅命丹。
- **艾灸治疗**：上、下腹部，上、下背部，百会穴、涌泉穴。
- **其他治疗**
  - 每天上午、下午、晚上各踩竹 20 分钟以上。
  - 中、上背部（背俞穴）进行泻血疗法拔罐 5 次。
  - 下背部拔罐 2 次。

治疗经过和预后

- **初诊时**：停止服用降压药，让他连续两周来中医院接受治疗，患者虽然生活比较规律但是血压仍继续上升，神经敏感所以让他经常晒太阳。

- **治疗开始 15 天后**：睡眠状态明显改善，凌晨 1~2 点醒后很难再入睡，但是治疗开始后醒后也能再入睡，但是即使再入睡中间也会醒 2~3 次。左侧肩膀紧绷的痛症减轻，血压维持在 18.7/13.3 千帕左右。

- **治疗开始 1 个月后**：每周来 2 次医院（3 天一次）。睡眠状态继续转好。头部昏沉的症状基本消失，身体各部恢复健康。血压稍有好转，根据前日睡眠状态略有变化不规律，例如前日睡眠好，收缩压在 16.7 千帕左右，为正常值。睡眠不足或凌晨醒来不能再入睡，第二天收缩压为 18.0~18.7 千帕左右。

● **治疗开始后 2 个月**：睡眠状态转好，耳石症引起的头晕症状消失，小便不通畅及消化不良症状全部消失，脚冷症状也基本消失，血压数值也渐渐恢复正常。

● **治疗开始后 3 个月**：日常生活各方面正常化，偶尔也能喝点白酒，血压在 16.0/10.0 千帕左右。为稳定病情防止再复发之后 2 个月期间每周 1 次（一个月 4 次）来院接受治疗。

■■4 型高血压治疗实例 2

停止服用近 30 年的降压药，
6 个月后再现活力

72 岁的李女士有较多的流产经历，切除了子宫。30 年前确诊为高血压一直在服用降压药，最近几年服药后血压还是升高，于是到首尔的医院再次进行治疗，但是即便服用其他降压药，血压值还是居高不下。经过全身体检，发现有肾肿瘤。

肾脏内科的专科医生表示如果进行肾肿瘤摘除手术，或许血压会随之下降。于 2011 年 8 月 19 日接受手术。但是手术后血压值仍然很高，继续服用降压药并来中医院就诊。

初次来院时患者的脸部水肿严重，眼神呆滞，说话语意表达不清，对所有的事都有明显的厌恶神情。

> ## 基本信息

- **身高及体重**：161 厘米，56 千克。

- **病史**：流产的经历较多，子宫切除，左侧肾摘除。

- **家族史**：有家族高血压病史。

- **性格**：属于豁达对所有事都很积极的类型，表达直接，属于外向型。

- **伴随高血压产生的症状**

  - 体力下降。

  - 睡觉起来后身体水肿严重，肿胀很难消退。

  - 睡觉醒后也很疲倦，意识不清。

  - 长时间感冒不愈。

  - 消化不良。

  - 失眠严重。

  - 呼吸困难。

  - 左侧膝盖与小腿痛。

  - 性格变得过度敏感。

高降压药服用相关情况

● **血压**

【服用降压药时】22.7~24.0/13.3~14.7 千帕（服药后血压升高）。

● **降压药服用时间和种类**：服用近 30 年降压药，最近几年前开始服用 Aprovel（ACE 抑制剂）300 毫克，Cinalong（钙拮抗剂）10 毫克，NEBILET（beta 阻滞剂）。

● **降压药服用后症状**

- 气喘。

- 失眠。

- 忧郁、厌事。

- 易疲劳。

- 醒后水肿。

经络诊断器和血管健康检查仪诊断结果

● **经络诊断结果：4 型**

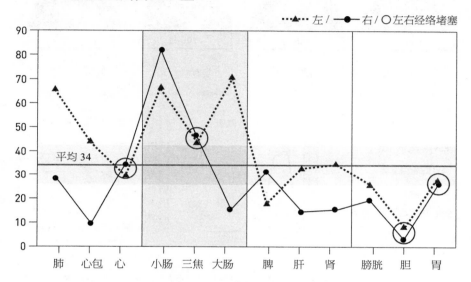

图例：········▲ 左／━━● 右／○左右经络堵塞

左手三阴 140	右手三阴 74	左足三阴 87	右足三阴 63
右手三阳 182	右手三阳 145	左足三阳 63	右足三阳 49
手 / 足 2.06	阴 / 阳 0.83	相通 0.68	左 / 右 1.43

　　手足经络2.06：1，相通经络0.68：1，左右经络1.43：1，较正常值（0.8~1.2）得出心、三焦、胆、胃经络中有闭塞，小肠、大肠经络全部超出正常范围，是4型高血压。并且由于一侧肾做了切除手术对体内经络能量正常运行产生影响，所以全身的能量生产与循环不畅。

● 血管健康检查仪诊断结果

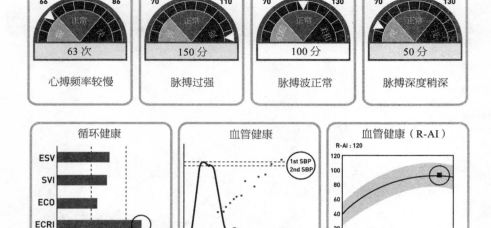

心搏动较慢，脉强度很强，并且脉深度较正常脉深度深，由循环健康的 ECRI（血液循环低下状态）超出平均范围，血管健康 1st SBP（心搏动时心脏自身血压）和 2nd SBP（心搏动后血管碰击的血压）间隔非常窄可知心脏肌肉非常松弛，血管健康（R-AI）血管老化度处在警戒线上。

● 最终意见

作为手术切除一侧肾，长期服用降压药的患者，其小肠、三焦、大肠经络的机能亢进，定为 4 型高血压。

主要治疗方法

- **针灸治疗**：气运升降针，每周 5 次。
- **中药治疗**：辅命丹。
- **针灸治疗**：中、下腹部，上背部，百会穴、涌泉穴。
- **其他治疗**
  - 每天上午、下午各踩竹 20 分钟以上。
  - 上背部（背俞穴）进行泻血疗法拔罐 10 次。
  - 上背部刮痧 10 次。

治疗经过和预后

- **初诊时**：停止服用降压药，决定每天来医院接受治疗。
- **治疗开始 15 天后**：上升的血压数值停止上升，但是发现凌晨 4~5 点之间有血压升高再降低的现象，小腹部寒冷并有腹泻症状但是体力渐渐恢复，继续坚持治疗。
- **治疗一周后**：神清气爽，食欲增强，无不良反应，收缩压为 22.7~24.0 千帕。
- **治疗两个月后**：初诊时的不良反应全部得到改善。不仅腹泻症状得到改善，更重要的是生活中有了活力，变得自信。
- **治疗 3 个月后**：患者一直保持良好的病情忽然恶化。头顶有明显压迫感，收缩压有时可达 30.7 千帕。头顶压迫症状严重时，血压竟无法用家用测压仪测量。通过问诊得知，这是年末搬到近郊农村住，太冷的缘故。于是，跟患者和他的看护者说明了人体内经络的走向变化和治疗过程中体内能量状况。继续进行2~3天的针灸、拔罐治疗，并建议搬到市内住，叮嘱他不能直接接触冷空气，要特别注意保暖。同过患者的积极配合和不间断治疗，一周内健康就恢复正常。血压值 22.7/13.3 千帕。

● **治疗 4 个月后至现在 :** 接近第 4 个月时，血压平均值为 22.0/13.3 千帕，开始渐呈下降趋势。现在维持在 20.0~20.7/11.7~12.4 千帕，所有不良反应完全消失，记忆力恢复。更不敢相信的是了停了 30 多年一直没断过的降压药，像年轻人那样精力充沛。现在，身体健康的情况下，每周也去一次中医院继续巩固治疗。

4 型高血压

因老龄化引发的血压循环障碍是病因，所以补元气的同时要树立一定能康复的信心

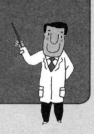

病因及病征

● 孕妇和闭经后的女性因瘀血或贫血，男性因体能低下引发血液循环障碍，便会引发 4 型高血压。

● 女性病因与雌激素有关。约 20% 的高血压患者是 4 型高血压。

多发病人群的特征

● 有外科大型手术病史，接受大量输血。

● 曾发生过交通事故或被殴打重伤。

● 低龄产妇，高龄产妇，初次产妇，肥胖产妇和双胞胎产妇，产后调理不周的女性等，在闭经后常发。

● 性功能低下，阳气不足，疝症严重的男性。

主要症状

● 头隐隐作痛，常出现眩晕和呕吐。

● 脸经常肿胀，腿凉，肩膀痛。

- 嘴唇、舌、脸色。

- 伤口不易愈合，腿部有静脉流。

- 便秘，勃起功能障碍。

主要治疗原理

- **中药治疗**：宝明丹补气血。

- **针灸疗法**：气运相通针使气血通畅。

- **降压贴**：激活身体能量，用温热驱寒气，祛毒素，以此达到血液循环通畅。

- **拔罐和艾灸（四穴疗法，温灸疗法）**：腰上放罐，灸腹部，刺激经穴达到降压效果。

- **踏竹**：软化脚部硬组织，不仅可促进血液循环，还可去寒气，解疲劳。

- **运动疗法**：用导引运动疗法使气血顺畅、体内阳气上升。

第 6 章

高血压基本疗法汇总

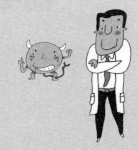

很多人不知道中医能治疗高血压，也有人误以为中医是伪科学的，但这都出于对中医学缺乏了解。其实中医学是门科学且系统性很强的学科，治疗高血压效果显著，停药3~6个月就恢复到正常血压。

01 为完全恢复健康 而必备的疗法

中医是一种探寻病根的具体而系统的综合疗法。病因为先天体质：呼吸系统（肺功能）、循环系统（心机能）、消化系统（脾胃功能）、泌尿生殖系统（肾功能）等紊乱引起。后天生活习惯：压力负荷过大、暴饮暴食、缺乏运动、睡眠不足等。压力负荷过大分为精神压力过大和身体过度疲劳。病因还有：体内气血不足或虚弱，外部邪气过重，长期新陈代谢和血液循环紊乱、经络循环功能紊乱，针对这些基本病因来治疗，疾病达到彻底治愈。

中医学认为人体内部循环失调易引发疾病。地球上发生的所有现象都对人类的生命现象有影响。其中，天气、环境和个人的生活习惯影响最大。所以，生命现象由整体和局部的平衡关系决定，疾病由局部和整体的紧张关系决定，因此中医学认为病因是这些关系失调引起的。

毕业于美国医科大学，对中医和西医都融会贯通的世界顶级医师迪派哥·超普说过："人体完全恢复健康取决于能否完全达到平衡"。每个人都希望自己健康，健康是指身体健康、精神健康和拥有良好的社会关系，即身体健康、精神愉悦才是真正的健康。饮食、言语、思想、行为、所见所感等所有方面都对有人体内在平衡有很大的影响。

一次性调节所有方面达到平衡是难以做到的，但如果调节饮食、运动、工作和季节性生活方式，使之与人体固有的平衡相适应，不仅能改善人体失调，而且能预防疾病。这种调节方法即疾病的根本疗法。

02 以患者为中心

西医把身体和心理分开治疗，科学分析病因，为了普及治疗方法，比较重视数字指标，在体外寻找方法进行治疗。

相反，中医认为身心一体，与各种客观数字相比，更重视个人体质和症状。通过丰富的经验和多年临床观察，积累有效的治疗方法，重视人体多样性和个人特点，以达到自愈，而且自愈率很高。

重视疾病的西医和重视患者的中医在各自疗法上也有所不同。

以患者为主体才能根治疾病

中医的生命观认为不应该把人体分解成若干部分，而应看成一个整体系统。高血压也不是人体某个部分出现异常，而是人体系统上出了问题。因为人体是由亿万个细胞组成，这些细胞是一个一个相互传递信息的有机综合系统。

所以中医以人体机能恢复为目的而进行的恢复免疫系统的疗法。人体知道恢复机体、维持健康的方法（恒常性），有自愈的能力，所以中医学有助于使人体发挥这种先天优越性。

西医无法根治

世界级心内科医生——1985 年诺贝尔和平奖获奖者伯纳德·拉文曾这样指出西医治疗的盲区，"西医把患同一种病的人看做相近的病的类型。西医最重要的主张是生物学的共同性，此过程中无视个体差异。并且西医认为所有患者都无差别，身体各部可以看做能相互替换的零件。但每个人有各自的特点，个人精神层面上也存在差异，并且人类的存在特性不是科学数值或单一方程式来界定。医学上这种非人性理论占主导的话，会导致病毒侵袭般的严重后果"。

按拉文博士所言，人体不是机器，每个人的体质不同，所有疾病的健康数值也不同，并且受外部环境和心理的影响，数值变化很大。在一定条件下，数值可能相同，但环境和体质变化的话，数值也会随之变化。所以西医不能根治高血压、糖尿病等疾病。

实证医学和证实医学

西医认为病原体或遗传因子是引发疾病的原因，我们的身体类似于复杂的机器，所以治疗重点是找出并消除致病的客观原因，这就是实证医学。重点放在客观地查找致病的实体，称为"实证主义"，只局部小范围治疗患病部位，叫做"局小主义"。

实证主义看似分析得很客观，但其实误诊率很高。每个人的体质不同，生命变化无常，所以不可能预测未来，即使预测也是不确定的，这种科学局部的疗法自然也存在诸多局限。

和西医不同，中医通过病症找病因，是证实医学。症状是病因的总体反映，所以通过病症来找病根。中医重视患者的病症，治疗是整体的有机体。证实主义注重主观的判断。主观的验证即重视自然变化和患者症状。通过询问病症和诊脉，看脸色就能掌握患者病情，通过听声音就能得知身体状况，即了解了"症"，然后来证明病症的客观存在性。

我们应该从对科学医术的幻想中苏醒，充分了解生命体不是单一的机器，是受外部环境和体质等因人而异，所以一个治疗方法不能适用于所有患者。随着科学的发展，科学万能主义思潮盛行。科学万能主义不承认人体或自然具有自我自愈能力，科学技术解决不了，就马上中断治疗或滥用药物。

近些年来，医术和科学越发相结合，便产生了把二者等同视之的错误倾向。应该尽快从对科学医术的幻想中走出来，疾病必须通过自身的努力来达到治愈。

脉象是体温和血压的反映

人体顺应自然规律就会健康，违背自然规律就会生病，所以想健康的话，就必须亲近自然，养成有规律的饮食生活习惯，用亲近自然的方法去除疾病。中医中的自然疗法也正源于这个原理。

中医的核心疗法是诊脉。自然变化，一年四季的脉象也随之呈现不同的变化。和季节特征不相符的脉象，说明是不健康的。夏季出现冬天的脉象，则说明体质虚弱寒凉。冬季出现夏天的脉象，则说明患者情绪不安、体热。

脉象是最能准确把握人体内脏或经络状态的一种诊断法。诊脉可悉知目前身体的不适部位，人体的脏器寒凉的话，对应部位脉象沉静、发硬，脉缓。反之，则脉象上浮，分散，脉动加快。

通过脉象还可知高血压的病因。血压取决于心跳次数、血液流量、脉管粗细、血管弹性等等因素，而这些相关信息都可以在脉象中查看出来。

03 改善失调的身体，恢复正常血压

正如之前提到的，中医认为所有的病皆出于身体失调，这也同样适用于高血压治疗。即阴阳的平衡被破坏，或气血不足或过盛，五脏的平衡就会被破坏，从而引发高血压。同时，血压上升的话，会出现发热、头痛、耳鸣和焦躁不安等症状。

高血压的治疗仍以调节失衡为主。即中医想要达到的理想治愈效果是患者无不良反应，血压恢复正常。如用针刺、艾灸、中药等治疗方法，不仅可以降压，而且可改善脏腑功能经络运行，达到全身治疗。

如果是我来治疗高血压，最首要的是找出确切病因。这要用到内经经络诊断仪（IEMD）和血管健康检测仪（DMP-Life），来诊断体内能量失衡和体内物质的失调状况，从而确诊病因。内经经络诊断仪和血管健康检测仪是韩国最早注册的，在一般中医院中均有使用，用来区分西医不能找出且区分的 4 种高血压病因。

找到病因后就开始选择治疗方法，身体能量代谢除了可用现有的方法治疗外，还可用运动疗法、艾灸疗法、踩竹等方法。

▓ 中医的高血压疗法

丹药法	以前流传下来的珍贵药方一般认为是神仙为了长生不老而特制的，所以命名为"仙丹"，属口服药
升降针法	高血压主要是体内经气的上下运行不畅而引起的。升降针法有助于脏器和经络的气血上下通畅，属针刺疗法
艾 灸	灸是用来治疗由寒气或毒素在体内存留，或免疫机能低下引发的高血压的一种能根本调节的温灸疗法
运动疗法	高血压经络导引法、太极拳等
辅助治疗法	刮痧、高血压贴、踩珠、拔罐等，都在高血压的根治上有很好的疗效

人体内物质代谢可通过服药、刮痧和高血压贴（去毒疗法）来调节。

接受中医疗法的治疗期间，患者应避免过度劳累、减少压力、积极改善饮食生活习惯，这样会治愈的更快。并且要留意观察血压值是否下降，身体有无异常反应。有些患者把自己的血压值和别人比较发现较高，但他的血压值实际符合他自身的情况的。

只有经络运行旺盛
才能健康长寿

　　经络对人体的骨骼、肌肉、五脏六腑、脑等人体的内外器官及从头到脚的任何部位都有影响，所以如果观察经络，就可以找出病因，从而可以从根本上治疗疾病。活用经络疗法还可以养生，延缓衰老，健康长寿。

　　人体经络走向分为上下左右，起调节身体的作用。经是上下走向的身体能量路径，一共12条，流向是从上到下和从下往上的。络是左右流向的身体能量路径，共15条，流向有从左向右和从右向左的。即经络是一张经过人体的纵横交错的网，连接内外，向全身提供养料，使身体发挥正常机能。

经络即经纬

经络的韩国源语是"经纬","经纬"即经线和纬线的缩略语。经是上下流动的线,纬是左右流动的线。经即经络里的经,纬即经络里的络,经纬即经络的另一种写法。

"今天天气真好"和"今天经络真好是一样的意思。自然天气对人体的经络产生影响,每天人体的经络都按照天气的变化进行调节。自然界中的天气改变可以反映到人体的经络。中医大师重视研究天气的气运学和经络学。气运学和经络学是中医学的核心理论,这两门学科分别研究人体以外的气运学和人体内部的经络学。

气运学和经络学被认为是人体的经络是反映自然变化的晴雨表。人体能感知天地的气候变化,并随时调节以顺应自然。

如果到了一年中太阳最高、日照时间最长(14 小时 30 分)的夏至日,因日照量最多,人就会阴气不足,身体机能下降,易出现疲劳乏力、出汗、睡眠质量低、胃口不好、头痛或眩晕等症状,体热的人症状尤为明显。冬至日的日照时间(8 小时 30 分钟)短,日照量不足,人体就会出现能量不足、神经系统功能低下、失眠、心闷、情绪不稳、感觉寒冷、腰膝酸疼等症状,体寒的人症状更为明显。即时至夏至,身体上会受影响,而冬至则精神上会受到更大影响。台风将近时,天气阴沉,形成低压,人体功能就会下降。

诸如此类的自然情况决定人体的身心状况的中医理论,在西医学中也得到了解释。一般来说是因为内分泌因素决定人体身体状况，脑内神经传导物质更多的是决定影响精神状态。对激素和精神传导物质的分泌起决定性调节作用的是自然现象。受自然咸阳影响最大的是人脑内的松果体，松果体通过脑下垂体激素来调节全身。

到目前为止被查明的脑内激素的组成物质有内啡肽、多巴胺、血清素、肾上腺素等。按照温度、湿度、身体状况分泌不同的神经传导物质，这种物质决定人的心情和身体状况。某些物质的分泌使人兴奋，也会导致心情沉郁不想工作。

用经络来预防疾病

中医学经典著作《黄帝内经·灵枢》中曾这样记载"经络定生死"。

- 十二经脉是生存的条件，疾病的根源，人体自愈的手段。所以初学者必须从经脉开始学起，大师必修到经络为止。——《灵枢经》篇
- 经脉决定生死，统治各种疾病，调节虚实，须保持通畅。——《灵枢经脉》篇

如果通晓经络知识，对人体的小的异常也能了如指掌。多种病因导致人体正常功能失衡，引发疾病。西医对人体器脏的变化可以很容易做出检查，但对小的变化或发病前的细微状况是极难检查出

来的。经络经过的部位用中医学的方法检查，即使病症未表现出来或非常细微，也可以找出病因。

经络和人体的所有部位都有着非常密切的关系即通过经络和经穴来诊断治疗疾病。

通过经络的反应和变化就能知晓还未发病的病症的诊断法和预防早期疾病的方法，近年以来已呈多样化发展。最近很流行用仪器测量经络。因为原穴主要分布在手腕和脚踝，各经络的内部状态都可明显地呈现在原穴，在此处测量皮肤的电阻和经穴的温度，作为疾病诊断的参考资料并进行多样化活用。为了更详细检查内部脏器，除了手腕和脚踝处的原穴，还可检查腹部和背部的经穴，对病因进行立体的全方位预测。

经络诊断法能提早发现疾病并提早治疗预防，这是非常有意义的。经络不仅是连接精气和人体内外的通路，而且是反映人体所有变化的路径。如果能通过经络的诊断，高血压、癌症、糖尿病这些疾病基本能在早期被诊断出来，提前找出病因，那么这种疗法的就有相当高的医学价值了。

诊断经络的原理为通过诊断某个经络而检查全身，观察部分和整体是否平衡，来诊断有无异常反应，另外还可通过脉诊、舌诊和腹诊来进行综合诊断。

经络诊断有通过经络相互间的相对值比较，能找出症状的产生原因和特性的优点。西医通过解剖学或组织学来诊断病情，但现代人的疾病与脏器病变相比，更多的是心理异常引发的。人体各部机能异常可不进行复杂的检查，只通过经络的整体流向就可得知症状的引发原因。

通过活用经络诊断，中医学诊断法可达到客观化和标准化。中医学具有高深的生命价值观和基本理念，再加上现代科学技术的应用，客观化、标准化、系统化将成为中医学界未来将重要的发展方向和研究课题之一，其中经络诊断客观化这一课题尤为重要。

05 高血压的基本疗法 1
服降压丸药根治高血压

天心丹 ：适用于压力过大的 1 型高血压

高血压患者有"上乘下虚"的特殊而典型的病症。上乘是指上半身能量过多但又无法流通到下半身。原因主要由于压力过大，精神上受到的影响，大多"上乘"是由身体能量体系的异常引发的，常见于心肺功能的紊乱。

上乘，可通过服用天心丹，增强心肺功能，使能量向下运行。

▪▪ 药材及用量

当归、龙眼肉、酸枣仁、远志、黄芪、白术、白茯神、半夏、陈皮、栀子、青皮、香附子、柑橘、蒿本、枸杞子、砂仁、山楂、新谷、香芥等各4克，木香2克，枳实2克，甘草3克，生姜3克，大枣3克。

地肾丹：适用于身体疲劳的2型高血压

下虚即下半身能量严重不足，无法向上流动。原因主要是身体过度疲劳，身体机能低下。下虚是物质代谢系统紊乱引发的，表现为肝、肾经络机能呈现异常。下虚可服用地肾丹，增强肝肾功能，补充不足的能量，帮助身体能量向上运行。

▪▪ 药材及用量

熟地黄16克，山药、山茱萸各8克，牡丹皮、泽泻、赤茯苓各6克，牛膝、续断、防风、独活、香芥等各4克，知母、黄柏、炙甘草各2克，生姜3克，大枣2克。

人胃丹：对暴饮暴食导致的 3 型高血压，疗效立竿见影

现代人随着生活压力的增大，经常暴饮暴食，生活无规律，会引发高血压。另外，先天体质虚弱也易引发高血压。脾胃功能异常气血上下运行不畅时，可服用人胃丹。

▒ 药材及用量

白术、芍药、茯苓、当归各 6 克，柴胡、山楂、萝蔔子、新谷、石膏、半夏各 4 克，枳实、大黄各 2 克，生姜 3 克，大枣 2 克。

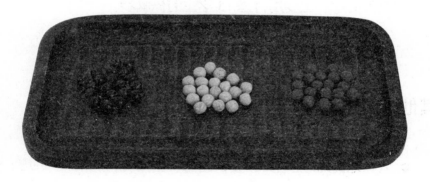

1．地心丹　　2．人胃丹　　3．天心丹

补命丹 ： 适用于需补充元气和气血的 4 型高血压

　　补命丹，是为了补充因年老或各种疾病引发的人体元气和气血不足而研制的补药。药材包括：麝香、鹿茸、山茱萸、当归及其他几种药材。

仙梦丹 ： 补阳气，通气血，有助于所有类型高血压

　　仙梦丹是补充人体阳气的补药，可通气血，适用于所有类型高血压的改善治疗。主要用材是 15 年生的樟脑参。

其他丹药

- **六味地黄丸**：熟地黄16克，山药、山茱萸各8克，牡丹皮、泽泻、赤茯苓各6克。
- **八味地黄丸**：熟地黄16克，山药、山茱萸各8克，牡丹皮、泽泻、赤茯苓各6克，肉桂、附子各2克。
- **降压丹**：黄精、何首乌、桑寄生、泽泻各20克，柑橘、山楂、草决明、丹参、田七各15克。

上面的丹药可在中医师或中药师的指导下在家中配制，把药材洗后，晾干，研成粉，用蜂蜜拌匀，捏成7毫米的圆，成型后早晚服用25粒，有助于高血压的治疗。

高血压常用中药

降压作用	黄柏、栀子、桂枝、芍药、当归、人参、黄芪、葛根、生姜、大枣、桔梗、辛夷、玄参、决明子、牛黄、槟榔、红花、柴胡
末梢血管	当归、芍药、薄荷、石膏、桂枝、茱萸、附子、葛根
利尿作用	木通、山茱萸、地黄、连翘、黄芪、茯苓、泽泻、黄芩、大黄
镇静作用	柴胡、黄连、厚朴、牡丹皮、茯苓、人参、生姜、半夏
凝固作用	桃仁、人参、牡丹皮、杏仁、芍药、桂枝、大黄、黄连、枳实

上面的药材按自身体质和症状，泡水后代替水饮用，效果更佳。配制比例需遵医嘱。

06 高血压的基本治疗 2
气运针法
利于经络的气血循环

天地和人体有着非常密切的关系。升降运动和出入运动是包罗万象的运动。万物有上升则有下降，有下降则有上升，出则有入，入则有出。万物皆存有寒热两气，热气升则寒气降，两气的此种差异形成了春夏秋冬。天地的升降运动和出入运动形成了云和雨。地的热气上升形成云，天的寒气下降形成雨，如此循环往复。

天地间的人类也进行着升降运动和出入运动。即人体的健康循环是头寒足热，必须达到寒气和热气的通畅循环—水升火降。

所以人体的所有疾病都源于升降运动和出入运动问题。人体内的升降运动指上部脏器里的气下降，下部脏器里的气上升。即腹内肝肾之气上升，胸部心肺之气下降。肝肾主管上升，心肺主管下降。并且，人体的出入运动由腹部的 12 募穴（位于腹部，反映经络状况）和背部的 12 俞穴（位于背部，集中反映脏器状况的穴位）掌管。

　　这种原理应用于高血压等各种病的治疗，便成为气运升降针、艾灸、运动疗法的基本原理。气运升降针法和气运相通针法通过观察自然变化和个人特质，活用人体的自然治愈能力（免疫功能）来进行治疗。气运可用来理解自然变化，升降针可调节气血升降，相通针用来调节气运内外运动。气运针法即可理解为应对自然变化，对人体气运状态进行调节的针法。四季和昼夜变化即寒气和热气、里和外、上和下的运动，开花结果、生根发芽的循环。这种四季和昼夜的变化与日照时长和日照角度有关。人体靠气血从头到脚的升降运动和从皮肤到组织内部的出入运动来维持生命。人体的 4 大经络—阴阳经、手足经、左右经和相通经能否相互协调维持平衡直接决定了人体是否健康。人体或自然以升降运动和出入运动为主。升降针分为升针和降针，相通针分为出针和入针，再加上每个针分男女，一共 8 种针法。尤其在气的升降和相通上存在问题的患者，用此种疗法在气血的畅通循环上更有效果。

气运升降针法——男性

■ 升针（左手掌—左脚内侧）

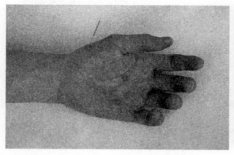 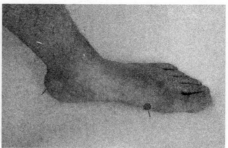

■ 降针（左手背—左脚外侧）

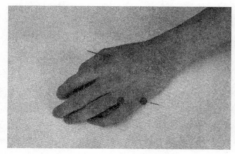 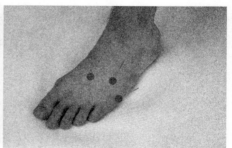

气运相通针法——男性

■ 出针（左手掌—右脚外侧）

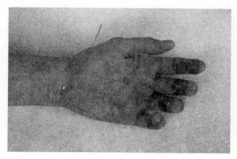 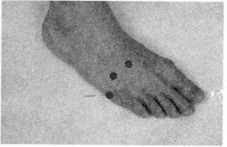

222

■ 入针（左手背—右脚内侧）

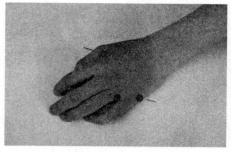 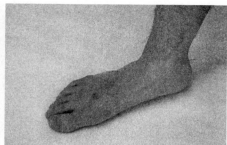

气血升降针法——女性

■ 升针（右手掌—右脚内侧）

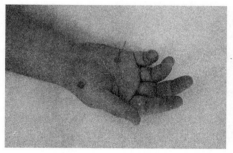 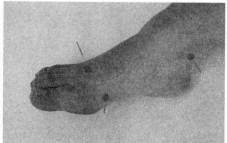

■ 降针（右手背—右脚外侧）

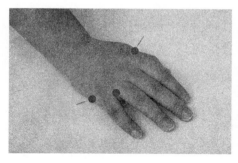 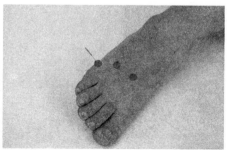

气血相通针法——女性

■ 出针（右手掌—左脚外侧）

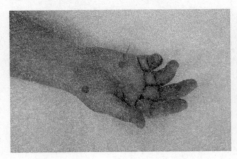 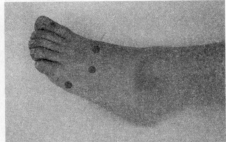

■ 入针（右手背—左脚内侧）

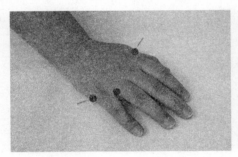 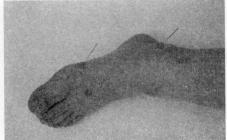

07 高血压的基本疗法 3
体温升高，血压下降

体温低或体内有寒气，免疫力就低下，易引发慢性病。

体温每降低一度，代谢功能降低 12%~20%，免疫功能降低 20%~30%，酶活性降低 50%。如果代谢低下，体热减少，身体温度降低。虽然这对生命不能构成威胁，但长此以往，身体机能会下降，易产生慢性病症，甚至患上重病，因此必须提早了解自身的体温，如果较低，必须去除寒气。

如果体温较低，会导致血液循环不畅

如果体温低，寒气会导致血液循环不畅。体温低，会增加血液黏度，体温高，血黏度高，血液循环畅通，所以体温低，血液循环趋于停滞。

因为体温低血流停滞，体内细胞不能输送氧气或营养物质，这样细胞代谢功能就会低下。如果具有免疫功能的白细胞功能低下，免疫力就会下降，不能抵御病菌的侵入。如果红细胞不能向体内细胞输送氧气、营养物质和血小板，损伤的血管处就会堆积废弃物，使血管变窄，血液便开始进行恶性循环。如果血流停滞，血浆不能输送热量，热的血不循环的话，血管就会收缩，血液循环恶化，体内温度慢慢下降。

体温低导致血液循环低下，血液循环低下又导致体温低，这种恶性循环就这样开始了。

生活方式决定体温

决定人体体温的是自律神经的调节作用，恒温动物可以不受外界温度影响保持一定的体温，进行正常的代谢活动，这是自律神经在起作用。

体温根据动物的种类不同而有差别。天上飞的动物，比如鸟类体温高，水里游的动物，比如鲸鱼体温低的天上飞的鸟类要克服空气阻力，所以需要很多热量，而水里游的动物，利用水的浮力就可以支撑身体，所以需要的能量相对要少。另外，即使是同种动物，各自生活方式的不同也会导致体温的不同变化。热情奔放的人体温高，悠然自得的人体温低。即体温可以反映动物的生活方式。

腹部温热，免疫功能才能提高

维持体温的最关键部位是腹部，只有腹部温热，免疫功能才能提高。

腹部有可提供人体 20% 体热的肝脏和 70% 体热的肾脏，此外还有大肠、小肠、膀胱等脏器。并有腹直肌、腹横肌、腹外斜肌构成的腹肌。腹部温热，体温就会上升，腹内脏器和肌肉的循环就会畅通，促进人体代谢，体重也会减轻。如果体温上升，肠的免疫细胞活性增强，免疫力逐渐提高，所有疾病都可得到预防和改善。

保持腹部温热时最简便的方法，不要露出腹部，避免冷食，平时可间接灸腹部。手脚温热也对健康有益，特别是脚和腹部有很大联系，更应该注意脚的温度。

食用比人体体温低的动物脂肪对人体有益

　　有研究表明食用体温高的动物脂肪对人体有害，体温低的动物脂肪对人体有益。即肉类中含有的饱和脂肪酸对人体有害，鱼类含有的不饱和脂肪酸对我们的身体有益。也可以这样理解：体温比人体高的动物的脂肪不好，但体温比人体低的动物的脂肪对人体是有好处的。

　　牛、羊、鸟的体温是38.5℃~40℃，鸡的体温是41.5℃，比人体高，所以比人体温高的动物脂肪在40℃左右的温度中才能维持常态，进入相对温度低的人体，就会变得黏稠。这种脂肪会增加血黏度，黏稠的血液流动不顺畅，便在血管壁停滞或堵塞血管，中医学称之为"瘀血"。

　　而食用鱼类的脂肪，人体血黏度降低，这是因为胆固醇含量降低了。所以动物性蛋白质的摄取，与肉类相比，食用鱼类对我们更有好处。

手脚寒凉不利于血液循环和经络流动

　　手和脚是人体重要的器官。手脚寒凉，人体的血液循环和经络流动就会出现问题。

　　手主要和心脏有关，手凉多由精神压力大引起，所以人不仅应该学会减轻压力，还应该管理自己的情绪，保证充足的睡眠。

　　脚也和心脏有关，身体过度疲劳会引起腰腿疼痛或脚部寒凉。脚寒或有痛感，就要适时休息，养成有规律运动的习惯。

暖手法——手浴

● 手浴可以改善人肘部或部肩的气血循环，消除肩部和肘部的疼痛。

● **方法**: 在脸盆中倒入43℃的水，从手腕到手指尖都浸泡在水里15~30分钟。如果觉得水凉，可再加入热水。有痛症者，可加入适量盐，如体内寒气重，可把生姜研碎放入水中，效果会更好。连续2~3次，或手浴后把手放在冷水中浸泡1~2分钟，全身会变暖。

暖脚法——足浴

● 足浴可使有"第二心脏"之称的脚变暖，下半身血液循环顺畅，身体变暖，出汗。足浴不仅可治疗腰膝疼痛，还可促进肾脏血液循环，有利尿、消肿、祛湿的作用。

脚掌除了有降压点和失眠点外，还有各种脏器的反应点，所以暖脚很重要。脚暖，可以使血液重回下半身，保持头凉脚热的良性循环。所以头热脚凉产生的高血压、焦躁不安、失眠、肩痛、脑出血、心肌梗死等疾病都可以通过足浴来预防或改善。

● **方法**: 和手浴一样，把大约43℃的水倒入桶中，把脚浸泡在水里15～30分钟（水位至双脚脚踝）。如果觉得水凉，可再加入热水。有痛症者，可加入适量盐，如体内寒气重，可把生姜研碎放入水中，效果会更好。如想增强排出毒素的效果，可加入红糖。

去热改善体质，远离疾病

人们对体质很感兴趣，因为观察一个人的体质，可知体内脏器和气血运行的状况。人大体分为阳性体质和阴性体质，其中需去除体热的称为阴性体质。阴性体质的人体型相对较胖，面色过白。日常生活中不喜欢凉的食物，喜欢热的食物。性格内向，不易兴奋，不爱发脾气。舌颜色浅，脉动微弱，大便偏稀。阴气重，在湿冷的环境中身体出现异常的可能性大，所以这种体质的人平时要注意保暖，最好使身体发热并排汗。

癌症患者或寒气重的人，因患有高血压、糖尿病、高脂血症等疾病而末梢神经循环有障碍的人，及体温低的人，都应该养成平时让身体发热排汗的习惯。

疗法有：足浴、半身浴、踏竹、有规律的体育运动、热食和喝茶等。中医疗法中，艾灸疗法效果较好。选择与自身症状、疾病和体质相适的疗法，可以在疾病的预防和治疗上都收到满意的效果。

08 高血压的基本疗法 4
艾灸去寒气，气血更通畅

和过去相比，人们的寿命延长了，但疾病也随之增多了。

疾病增多的最主要原因是和过去相比，我们身体的体温正在降低。高血压、癌症和糖尿病等疾病也和体温低有很大关系。体温升高，哪种疾病都能被战胜，恢复健康的体质，所以体温是人体健康的核心。

体温和体内毒素的排出也有关系。体内有寒气，人体排毒的机能就会下降，并且血管会收缩，血液循环低下，脏器组织机能也随之下降，因此体内废弃物和毒素不能被排出，产生痛症，组织变硬，机体老化速度加快。

治疗低体温症和驱寒的最好采用是艾灸疗法。艾灸疗法可在经穴处加热，除去脏器的寒气，使体温上升、提高免疫力、气血畅通、减轻痛症，最大限度提高机体自然治愈能力，起到预防疾病的效果。

艾灸的方法分为"直接灸"和"间接灸"。直接灸适用于急症或需抢救的疾病，间接灸适用于慢性病的治疗，当然也可以起到预防和养生的作用。特别是间接灸对现代人的最严重的健康问题—低体温症是最好的疗法。对于高血压的治疗，艾灸疗法也适用。

高血压的艾灸疗法以下腹部、背部为基本部位，因压力引起的1型高血压可选择会阴穴、百汇穴等来艾灸，因身体疲劳而引发的2型高血压可选择脚掌的龙泉穴来艾灸，因饮食生活习惯引发3型高血压可选择背中部来艾灸，因人体老年化而引发的4型高血压可选择下腹部、命门穴等处艾灸，均会收到满意的效果。

为了掌握高血压的各类型艾灸疗法，下面让我们来对高血压治疗有帮助的经穴部位做一一了解。

高血压各类型的艾灸疗法

1 型高血压：上、下腹部，上背部，大椎穴、膻中穴、巨阙穴及劳宫穴

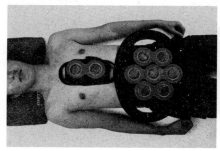
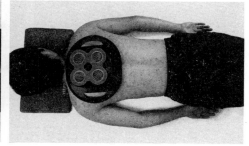

因精神压力，上部身体能量无法向下流动时，灸大椎穴、膻中穴、会阴穴和劳宫穴，会使气血向下运行，能收到非常好的效果。可使心脏和心血管的循环通畅，降心火，有助于睡眠安心和稳定情绪。

2 型高血压：下腹部，下背部，命门穴、关元穴、然谷穴

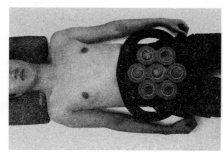
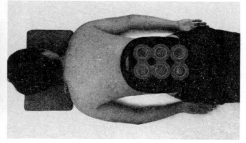

因身体的过度疲劳和睡眠不足而引发的人体下部能量无法流向上部时，艾灸命门穴、关元穴及然谷穴，能使身体能量循环通畅，效果很好。

3 型高血压：中、下腹部，中背部，足三里穴、中脘穴

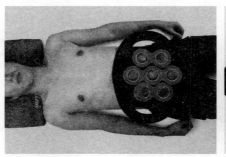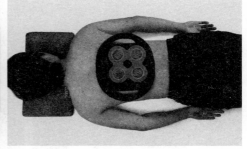

　　因饮食无节制而引发的高血压，下部能量的向上运行在腹部受阻，上下都无法流动时，灸足三里穴、中脘穴，能促进身体能量的上下流通，效果很好。

4 型高血压：下腹部，中、下背部，命门穴

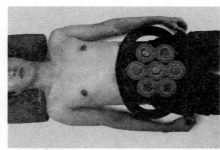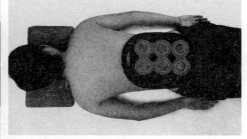

　　因人体老化而气血运行微弱，气血循环发生障碍，下部能量无法向上运行，灸命门穴，使身体能量的向上流通，可增强免疫功能，效果很好。

有助于高血压治疗的穴位

灸疗法主要活用头部的百汇穴、脚部的然谷穴、腹部的 12 募穴、背部的 12 俞穴等总共 26 个穴位。针灸后可使经络运行通畅，脏器之间经络运行顺畅。即上下前后的脏器和经络互通，以达到防病治病的目的。

为此，可经常刺激经穴点。可以接受医生的艾灸和针刺治疗，但自己在家用手简单的按压或用前端稍软的油笔或细棒刺激经穴就可收到很好的效果。按摩时，可轻轻按摩穴位 30 秒左右。

下面介绍改善高血压的穴位。哪种类型的高血压，灸哪个穴位对哪种症状更有效，已经写得很详细，希望能活用，并有所帮助。

百汇穴：醒脑使全身气血畅通

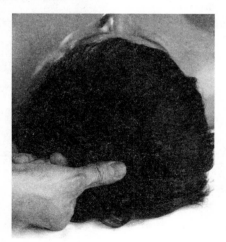

位于头顶的百汇穴是所有经络的汇聚点，可以用来调节全身。百汇穴的具体位置在人体正中线和两耳连线的交叉点。

刺激百汇穴可醒脑，镇定精神，促进全身血液循环，增强身体活力。不仅可消除压力过大引起的各种头痛，而且可以醒脑，预防脱发，补冲体内阳气。对眩晕症、鼻塞、高血压、耳鸣、失语、脱肛、子宫下垂、休克、斜视、失眠多梦等症都有很好的疗效。

对各种类型的高血压皆有疗效。

劳宫穴：缓解精神压力

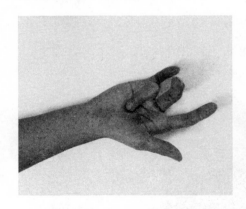 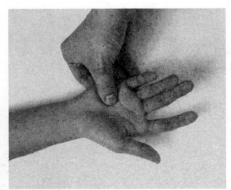

轻轻攥拳，无名指尖端所触部位即使劳宫穴。灸劳宫穴可降心火，使神志清醒，对心痛、鹅掌风、小儿惊风、脑卒中引发的昏迷等皆有很好的疗效。同时对过度紧张引发的血压上升也有很好的疗效。作为抑制神经性压力和兴奋的经穴，刺激劳宫穴对第一种类型的高血压有很好的疗效。最好刺激双手上的经穴，女性刺激右手，男性刺激左手。每天 3 次，一次最好 5~10 分钟。

曲池穴：改善因老化引发的症状

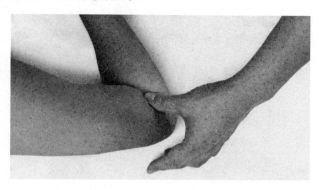

把手放在胸前，手臂弯曲时，肘部的横纹外侧即曲池穴。灸曲池穴，可去风热，对腹痛、呕吐、腹泻、高烧、贫血、高血压、半身不遂、精神错乱、过敏症、上肢关节痛、青春痘、荨麻疹、咽喉痛等均有疗效。还可缓解手臂和肘部疼痛。

并且曲池穴对所有的老年病的治疗皆有帮助。艾灸曲池穴可治疗老花眼，起到明目的作用。

对于治疗 4 型高血压很有疗效。

涌泉穴：有助于缓解身体疲劳，帮助恢复元气

涌泉穴位于足前部凹陷处，第 2、3 趾趾缝纹头端与足跟连线的前三分之一处。按压涌泉穴对于治疗眩晕症、脑卒中、高血压、元气不足都有很好的效果。对昏厥、项痛、咽喉痛、小儿惊风、下

肢麻痹、休克、嗓子干哑等病症都有很好的治疗效果。

脚离心脏最远，是最容易发凉的部位，也很容易因冷症引起循环障碍，刺激涌泉穴可以缓解疲劳，消除冷症有助于激活肾脏功能。尽可能刺激两只脚的穴位是最好的，如果不能，那么女的刺激右脚，男的刺激左脚也可以。每天做五次，每次做 5~10 分钟最好。

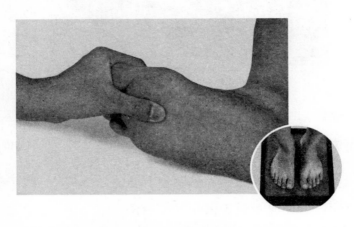

这个方法对于治疗因过度疲劳或人老化引起的高血压有很好的治疗效果。

足三里穴：疏通经络、降血压

足三里穴距胫骨外侧约大拇指一横指的距离。如果刺激足三里穴可以强健脾胃，激活肾气，疏通经络，减掉赘肉。对于治疗腹胀、身体消瘦及腿疼等也有很好的效果。对于治疗黄疸、水肿、呕吐、腹泻、便秘、贫血、痢疾、哮喘、急性肠炎、慢性肠炎、急性胰腺炎、消化系统疾病、生殖系统疾病、过敏性疾病、脱发、休克、面部肌肉痉挛、痤疮等效果非常好。

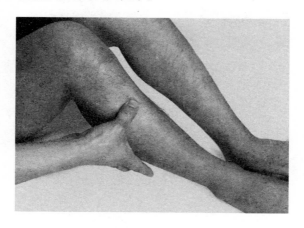

可双脚都进行按摩刺激，或者女性只按压右脚，男性只按压左脚也是可以的。每天做五次，每次 5~10 分钟最好。

足三里穴与下身的健壮有很深的关系。45 岁以上的成人如果做足三里穴的针灸治疗，可以使眼睛更明亮，还可降低血压，预防脑卒中。

按压足三里穴对于因无节制饮食引起的高血压有很好的治疗效果。

大椎穴：消除因发热引起的症状

大椎穴位于第七颈椎棘突下凹陷中。用手从背部颈椎处开始朝下方揉按，突起最高的颈椎下就是大椎穴。体内废弃物在大椎穴处堆积的话，就会阻挡住头、胳膊、身体向下的气血循环，也会引起头疼，胳膊麻木，或者肩膀疼痛。严重的话也可能出现脑卒中。

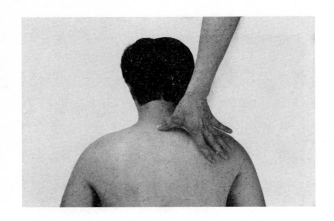

刺激大椎穴可以有效治疗发热、感冒、咳嗽、呼吸困难、气管炎、哮喘、肺结核、肺气肿、肩背痛等症以及头痛引起的身体僵硬。

肩井穴：消肿化瘀，治疗肩周炎

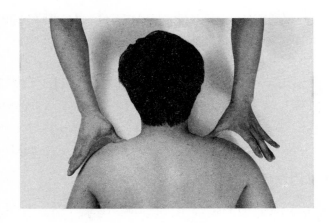

位于肩膀正中间的肩井穴因像被深挖下去的水井而得名。它位于肩膀上方大椎穴和肩峰的连线的中间处。刺激肩井穴可以疏通经络、平定气息、消肿、化瘀。

对于治疗因脑卒中、功能性子宫出血、肩周炎、颈部淋巴结核以及脑卒中引起的半身不遂等效果很好。对于脖子僵硬、疼痛或者肩膀、背疼痛，胳膊无法上抬等症状的治疗效果很好。

特别是治疗与肩膀有关的疾病时效果明显。对于治疗肩周炎也很有效果，它对于应考生或者过度使用电脑而经常肩膀疲劳的现代人来说是必需的治疗穴位。

对于治疗 1 型和 4 型高血压效果明显。

风门穴：消除荨麻疹，预防感冒

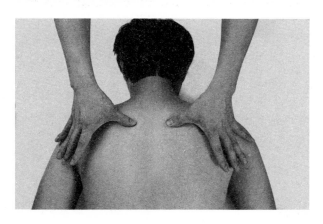

风门的意思是风进入体内的门。风门穴位于第二胸椎棘突下方两侧 1.5 寸(大约 4.5 厘米)的位置。刺激风门穴可以消除风热,止痛,对于治疗感冒、恶寒发热、头痛、咳嗽、哮喘、肺炎、气管炎、荨麻疹等症状效果极佳。尤其是预防、治疗感冒和肺炎效果非常好。

对于治疗 1 型高血压很有疗效。

命门穴：消除生理疼痛，皮肤疱疹

命门的意思是生命之门，它位于背部与肚脐正相对的位置。在命门穴处做针灸可以激发元气使腰和膝盖都变结实。

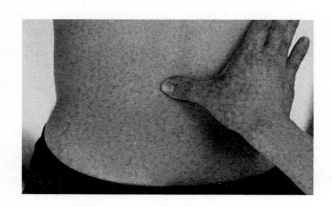

这个穴位对于治疗腹泻、痢疾、神经衰弱、小儿麻痹后遗症、腰痛、肾炎、颈椎病、坐骨神经痛、阳痿、痛经、子宫内膜炎、四肢发凉、毛发干燥等情况的效果极好。

对于治疗 2 型和 4 型高血压效果明显。

膻中穴：缓解胸闷

膻中穴位于左右乳头连线的正中间位置。刺激膻中穴可以调节呼吸系统和循环系统，缓解胸闷症状。

在此穴做艾灸治疗可以将郁结于心中的忧郁和压力一扫而光。

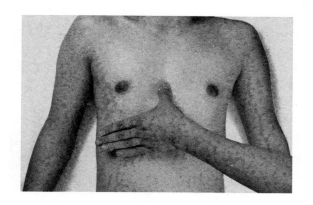

对于治疗 1 型高血压很有疗效。

关元穴：消除胸闷

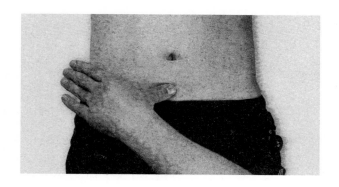

关元穴位于肚脐眼下方约 3 寸（大约 9 厘米）的地方。可以消除因小肠出现问题引起的便秘、腹泻等症状，可治疗生殖系统及泌尿系统的疾病。对于治疗粉刺、荨麻疹等皮肤病也很有疗效。

对于治疗 2 型和 4 型高血压效果显著。

243

巨阙穴：降低心脏热度

巨阙穴位于上腹部，前正中线上，当脐中上 6 寸（大约 18 厘米）的地方，它属于任脉的穴位。刺激巨阙穴可以促进心脏、心血循环，降低心脏热度。

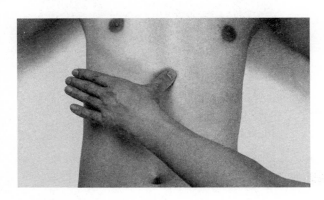

对于治疗 1 型高血压很有疗效。

中脘穴：肠胃变好

处于肠胃中央的地方就是中脘穴。位于人体上腹部，前正中线上，当脐中上 4 寸（约 12 厘米）的地方。也就是说中脘穴是位于肠胃正中间的穴位，从解剖学来看它相当于胃的幽门处。

如果在中脘穴处针灸，可以调理肠胃、消除湿气，对于治疗胃炎、胃溃疡、胃下垂、急性肠梗阻、胃痛、呕吐、腹胀以及腹泻、便秘、消化不良等效果极好。

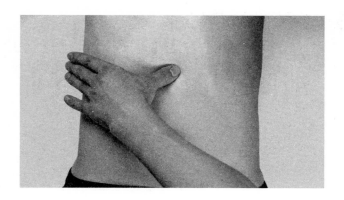

对于治疗 3 型高血压很有疗效。

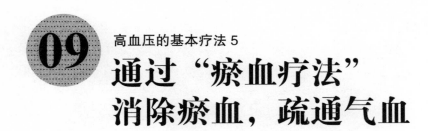

09 高血压的基本疗法 5

通过"瘀血疗法" 消除瘀血，疏通气血

　　瘀血疗法是曾在历史上盛行方法，在 3000 年前的埃及文献中也可以找到记载。在 18~19 世纪进入全盛时期，据当时的医学教科书显示，瘀血法可以治疗热病、高血压、水肿、神经性障碍、咳嗽、头痛、脑卒中、风湿、呼吸困难等疾病。

　　瘀血疗法在进入了 20 世纪初期后跌入了低谷，因为在西方，瘀血疗法被视为一种野蛮的医疗行为而遭排斥。但是从与瘀血疗法的新的临床成果来看还是非常不错的，我认为西医学的判断还是为之过急了。

　　瘀血疗法对许多疾病都有很好的治疗效果，这一事实也逐渐显现。韩国研究表明，瘀血法是治疗血色症最好的方法。因为血色症患者长期接受瘀血疗法，体内的铁元素会降低到正常标准，一位名叫罗门·卡斯汀的加拿大生理学家发现，对动物进行瘀血疗法会激活他们的免疫系统，但瘀血疗法是否有助于心脏病、高血压等疾病，还在研究当中。

瘀血是当有入侵物质时，体内的铁分供给量就会减少以防止感染，当已确定感染时就会隐藏铁分，有助于人体自身的自然治愈力发挥作用。有一点可以确定，被西方医学无视的古代医疗行为却可以有效地治疗会夺走数千条生命的疾病，这是西方医学应该吸取的教训。关于生命和人体疾病，西方医学知识性的理解还只是冰山一角，至今无法理解的还有很多。

如果气血流通受阻，受阻部位就会产生疼痛感，与之相关联的经络或者器官就会出现异常。对异常部位进行瘀血疗法可以解决气血流通问题，打通被阻部位使气血流通旺盛、消除毒素，增进自然治愈力从而有助于治疗疾病。

在进行瘀血疗法时使用的火罐是用陶瓷或者玻璃做的小罐子，通过对皮肤施压，把体内堆积的毒素和瘀血消除，使气血流通顺畅。不会出现瘀血的叫干火罐，会出现瘀血的叫湿火罐。症状严重的话用湿火罐，皮肤出现瘀血（拔血），可以使体内的瘀血更快消除。

根据高血压类别出现的瘀血部位

- 1 型高血压：背的上部
- 2 型高血压：背的下部，腰部
- 3 型高血压：背的中间
- 4 型高血压：背的下部，腰部

干火罐

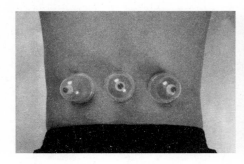 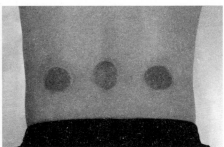

进行中　　　　　　　　　　进行后

湿火罐

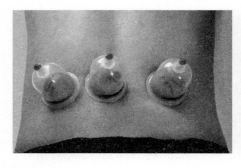 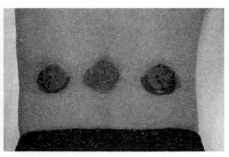

进行中　　　　　　　　　　进行后

10

高血压的基本疗法 6

通过 "刮痧" 打开堵住的经脉

　　体内堆积的废弃物，即毒素引起高血压的概率非常大。解毒后血变干净，内脏器官和经络得到活化。

　　刮痧疗法是将毒素排出人体的一种疗法，如果对全身进行此疗法，可以有效预防、治疗高血压。所谓刮痧就是用水牛角制作的刮痧板通过对皮肤进行适当的刺激，将毒素排出，提高身体机能，疏通经络的疏气疗法。

　　用水牛角制作的 9×6 厘米的刮痧板对对皮肤进行刮擦，要注意

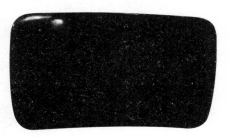

刮痧板

刮拭要与经络的流动方向相符，要以不使患者感觉到疼痛的力度进行。在刮痧的时候一定要使用用水牛角制作的刮痧板，最好不要使用塑料制品。

如果因气血流通不畅而出现高血压症状，体内的毒素就会随着经络的流动而堆积。这时候，用刮痧板对相关的经络或经穴进行适当的刺激，对于疏通阻塞的经络、经穴，安定自律神经是很有帮助的。除此之外，刮痧的作用还有消除疼痛的镇定作用、安定神经、使细胞活化等。

用刮痧板顺着相关经穴、经络的方向进行刮擦，有瘀血凝聚、毒素堆积地方的皮肤就会出现瘀血斑点，这是因为皮肤内经穴、经络堆积的毒素都浮现出来。这些瘀血1~2天的时间就会自然而然的消失，所以大可不必担心。

根据高血压的类型来选择刮痧部位，如下图所示：

1型高血压：肺经、心包经，与心脏相对应的背的上部及胸部

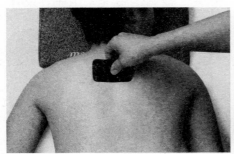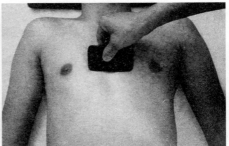

2 型高血压：与脾、肝、肾等经相对应的背的下部及肚子下方

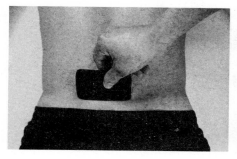 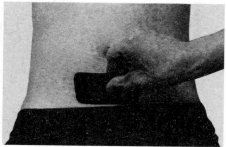

3 型高血压：与膀胱、胆、胃等经相对应的背的中间及肚子上部

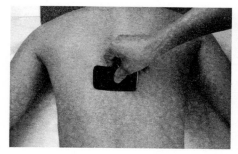 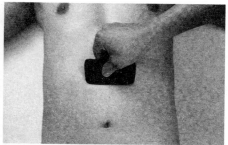

4 型高血压：与小肠、三焦、大肠等经相对应的背的下部及肚子下方

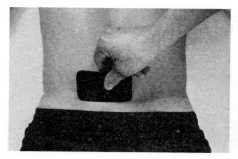 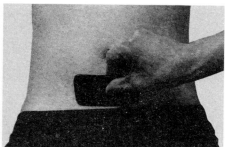

除此之外，肝经络上的穴位也可以兼施。

高血压的基本疗法 7

通过"高血压贴"
消除体内毒素

高血压患者如果在某些特定的经络或经穴出现异常，就无法排出毒素，导致那些部位变凉或者变硬。在那些部位贴上高血压贴以激活生物体自身能量，用温热效果驱除冷气，消除毒素。不仅如此，刺激交感神经可以使血液循环通畅，松弛紧张肌肉。它还能缓解由高血压引起的头痛、肩膀酸、失眠症、心悸、气闷等症状。

高血压贴是由桃仁、杏仁、栀子以及另外 15 种药材制作而成的。将古代流传下来的药根据高血压的病因进行再开发，并对 100 名高血压患者进行试验治疗，结果 80% 以上的患者都显示出非常好的治疗效果。

　　将高血压贴根据发病原因和症状贴在在背部、脚、腹部，每处3个经穴总共12个部位。如果皮肤或经穴变暖，身心安定，气血循环变顺畅，通过这样的温热刺激使交感神经活化，末梢神经扩张，血液循环通畅，将血压维持在稳定的状态。

　　高血压贴是专业药，在家里制作比较困难。但是可以简单地用栀子粉或生地黄粉7克，在鸡蛋清或水里调匀，女性涂在右脚，男性涂在左脚的涌泉穴上，然后盖上一块干净的塑料片，再用创可贴固定就可以了。每24小时换帖一次新药。用银丹或小米一样的东西粘在穴位处进行刺激，效果更佳。

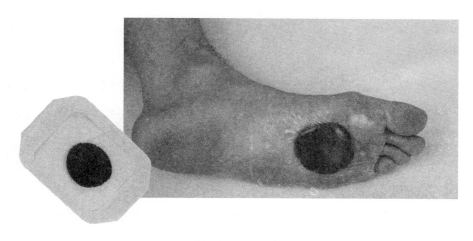

高血压贴贴在涌泉穴，可以使气血循环顺畅，将血压维持在稳定的状态。

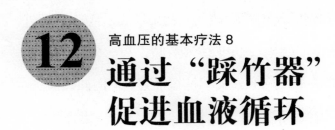

12 高血压的基本疗法 8

通过 "踩竹器" 促进血液循环

只有脚热，人体内血液循环畅通才能有健康的身体。因为脚是身体的根所以非常重要。脚上存在着五脏六腑的反应点，有经脉开始和结束的部分。脚掌有很多非常重要的穴位，尤其是涌泉穴和后涌泉穴很重要。涌泉穴被称为失眠点，后涌泉穴被称为高压点。

血压升高的话，脚掌的失眠点（涌泉穴）和高压点（后涌泉穴）会变硬。刺激失眠点的可提高患者的睡眠质量，刺激高压点可使血压下降。失眠点（涌泉穴）位于足前部凹陷处，第 2、3 趾趾缝纹头端与足跟连线的前 1/3 处。高压点（后涌泉穴）位于脚掌中心和经过踝骨中心的垂线的交汇处，距离脚后 1/3 处。

刺激失眠点和高压点，不仅可以促进血液循环，还可以驱除体内寒气，消除疲劳从而有助于治疗高血压。失眠点主要降低最高血压，高压点可使最低血压正常化。每天早晨和下午各进行 10~30 分钟的踩竹，脚掌硬的部分（失眠点和高压点）自然而然地就消除了，血液循环也变得顺畅。

选用直径为 6~7 厘米，长度为 45 厘米的竹子，将其劈成两半，将粗糙的一面用打磨光滑即可。最好选用生长了三年以上的竹子，从根部以上 1.5 米的部分都可，不折断或劈开可以使用很长时间。

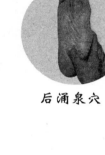

后涌泉穴

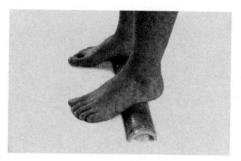

刺激高压点（后涌泉穴）

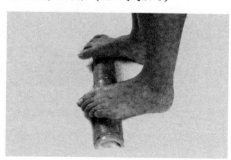

刺激失眠点（涌泉穴）

高血压小常识

日常生活中"竹子经穴刺激器"的使用方法

　　前文提到的"踩竹器"可以成为"竹子经穴刺激器"来刺激后颈、肩膀、腰部肌肉，可以使体内的能量和血液疏通至全身，对于预防痛症和疾病也是很有效的。

　　尤其适用没有时间调理身体的职场人士和学生。

● 后颈酸痛时

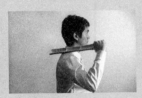

　　将竹子突起的部分靠在后颈上，进行从左到右往复运动。这时手的力度要调节到使后颈感到舒服的程度。

● 肩膀肌肉凝结时

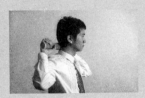

　　抓住竹子的底端，用突起的部分敲打肩部，要调节手上的力量使肩部感到舒服，要注意敲打不要过于用力。

● 腰部酸痛或疼痛时

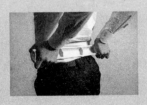

　　将竹子突起部分靠在腰部从左到右往复运动。与不用竹子只是运动腰部的方法相比，这样做更轻松，做完后可以清楚地感觉到疼痛或酸痛感的减轻。

高血压的基本疗法 9
通过"血压导引运动法"提升自然治愈力

血压导引*运动法是参考经络导引太极拳，为治疗高血压而编制成的，我们可以通过运动使体内的气血循环均衡。每天有规则的进行血压导引运动法，可以缓解自觉症状，预防并发症，可使高血压得到根本的治愈。因为像水流一样自然的运动可以刺激体内经络，气血流通顺畅，从而得到根本治疗。

*导引：中国道家的养生法（无病长寿的方法）中的一种。是指通过呼吸和运动使新鲜空气进入体内，消除所有疾病的方法。

:: 治疗1型高血压的运动疗法：松、鹤、水导引运动法

可治疗因精神压力而引起的第一种类型高血压，下半身的身体能量无法向下流动的有效运动法。

自然站立时，感觉体内的气连接百汇穴及会阴穴。对于缓解全身紧张，消除亢进的交感神经的紧张情绪效果极佳。

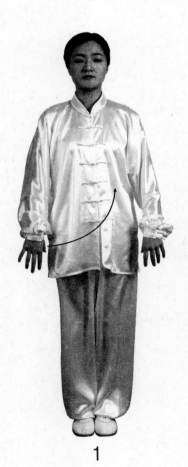

1

立松导引

● 站立如松。
● 两臂放松，双手在身体两侧，掌心朝后。

姿势特征

● 气感连接百汇穴至会阴穴。
● 脚内侧相合。
● 大拇指和大脚趾稍用力。

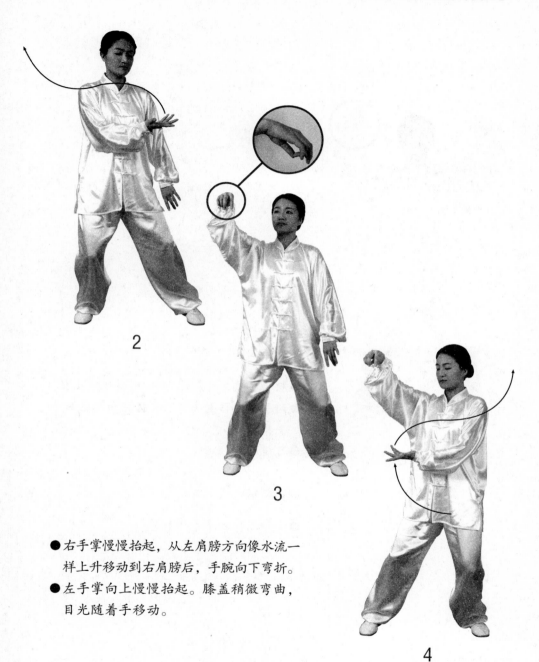

- 右手掌慢慢抬起，从左肩膀方向像水流一样上升移动到右肩膀后，手腕向下弯折。
- 左手掌向上慢慢抬起。膝盖稍微弯曲，目光随着手移动。

259

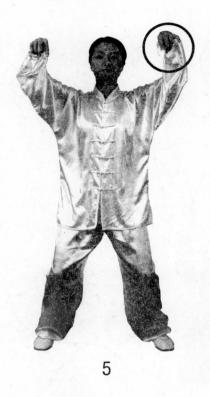

5

鹤眼导引

● 双脚自然分开，微屈膝，两臂缓缓上抬。
● 两手掌上移至头部，大拇指和其他四个
手指相合。
● 目视远方。

姿势特征

● 大拇指和四个手指相合。

水导引

- 双脚自然分开，微屈膝，手指分开自体内侧运至眼前。
- 双手掌心向下，自身体两侧运至腰部，双手打开，掌心向上，自体外侧向上运动。

姿势特症

- 5个手指分开，手掌如运气一样不要完全展开。
- 手向下滑时手背为向上，手上升时掌心向上。
- 此动作反复进行3次。

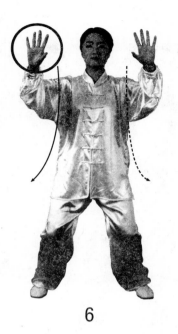

6

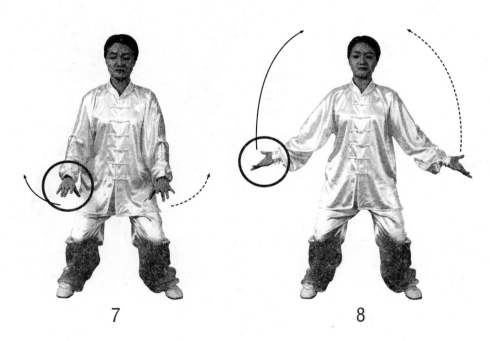

7   8

结束动作

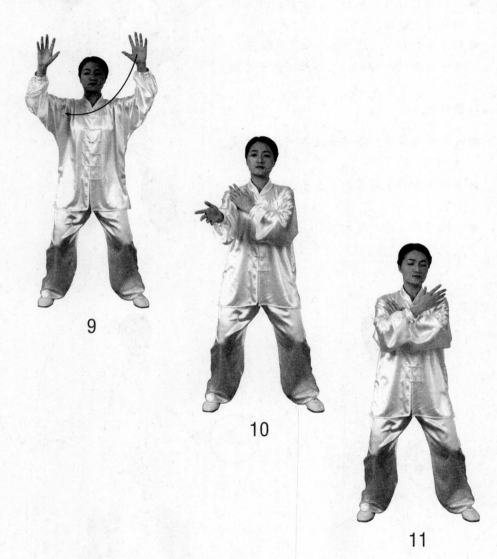

9

10

11

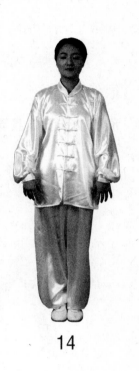

14

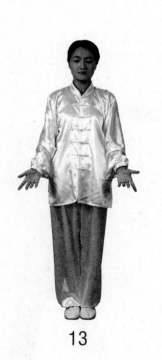

13

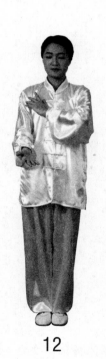

12

●最后，在水导引结束后，双手自然下落，左手
放于右侧中府穴，右手放于左侧中府穴，之后
双手再一次向外依次松解开，呈立松姿势。

▪▪ 治疗 2 型高血压的运动疗法：山、石、龟导引运动法

可治疗因身体过度疲劳引起的第二种类型高血压，下半身身体能量无法上传的有效疗法。

此疗法对于消除肩胛骨、肩膀、关节骨的紧张，促进血液循环很有效果。

准备动作及过渡动作

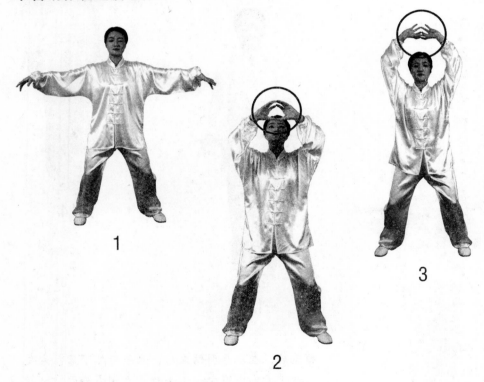

1

2

3

● 双脚打开，微屈膝，两掌自身体两侧向头部运动，在头顶像握住小皮球一样，左手和右手手指相触。

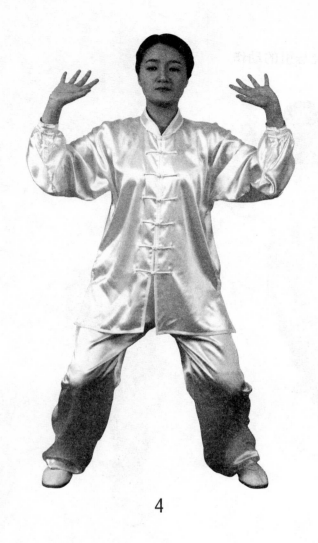

4

山导引

● 双脚打开，微屈膝，两手掌在肩部进行上举动作。

● 坐山导引的意义是使人体重心更稳。可以强化膝盖、腰部肌肉及关节。

265

过渡到石经导引的动作

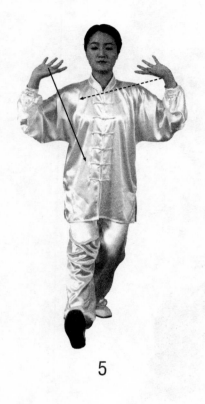

5

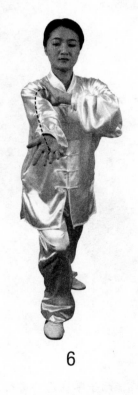

6

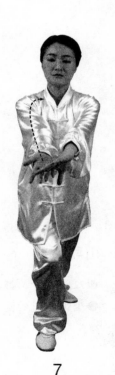

7

姿势特征

● 弓步向前，右手伸直，掌心向上，目光跟随右手掌。

● 左手从右肩部画圆，打至右手掌心。

石经导引

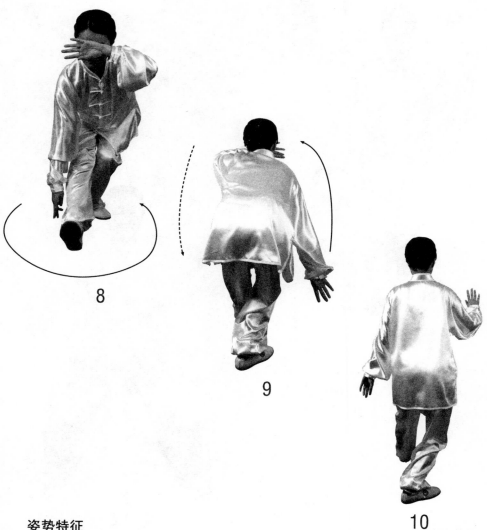

8

9

10

姿势特征

●重心后移呈箭步，左手上移至眼部，右手放置体侧，向后转身。

●右手上移推掌，左手顺势下移。

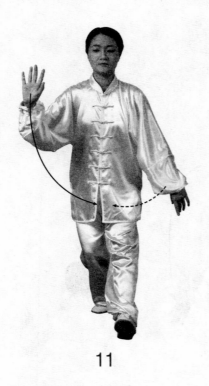

11

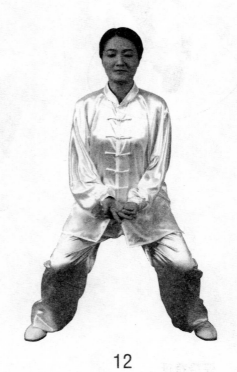

12

姿势特征

●左手前移至腰部，右手下移。

●叠掌至腰部，双脚打开呈马步。

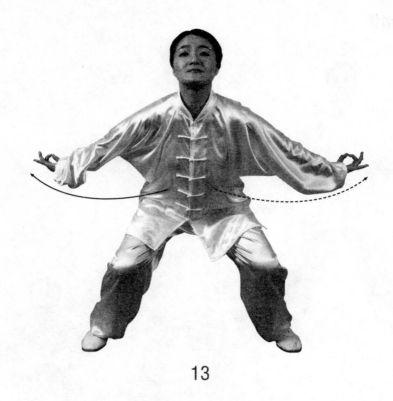

13

龟导引

●双手向后打开，两臂重复挥动，手臂前移时吸气，向后打开时呼气。
●它是龟在水中奋力上游的一种形象化动作。

姿势特征

●整个面部面向天空。
●大拇指捏住中指。
●脚后跟发力。

结束动作

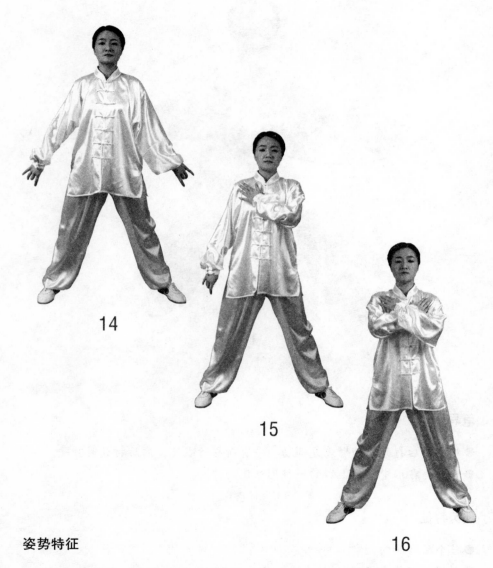

14

15

16

姿势特征

●最后，在水导引结束后，双手自然下落，左手放于右侧
中府穴，右手放于左侧中府穴。

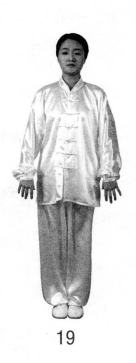

19

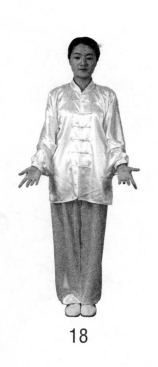

18

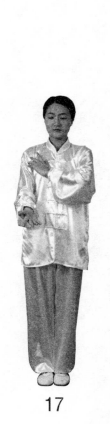

17

姿势特征

●之后双手再一次向外依次松解开，呈立松姿势。

■■ 治疗 3 型高血压的运动疗法：日、鹿、心导引运动疗法

可治疗不节制饮食引起的高血压，当身体能量被卡在中间无法上下流通的时候的有效运动疗法。

此疗法对于上、下身气虚，头凉脚热有很好的治疗效果。

日导引的开始动作

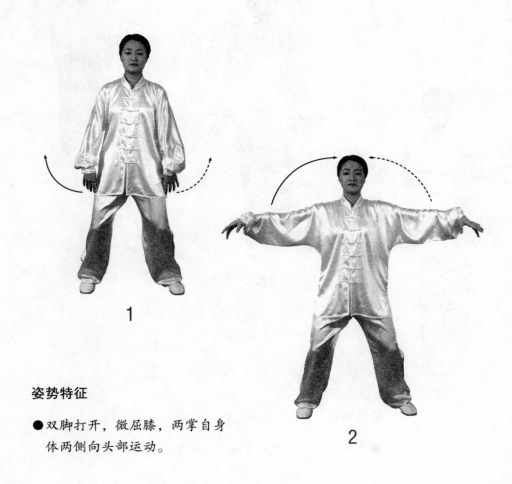

1

2

姿势特征

● 双脚打开，微屈膝，两掌自身
　体两侧向头部运动。

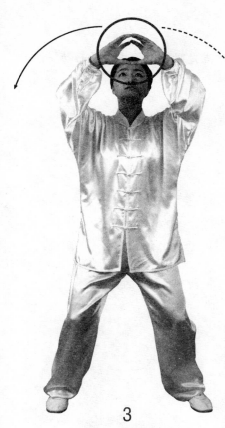

3

日导引

●双手指相合，在头顶像握住小皮球一样，左手和右手手指相触。

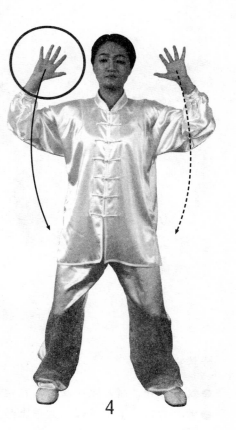

4

鹿导引

●双手自身体两次上移至耳旁，五指用力分开呈鹿角状。

姿势特征

●两只手的手指尖要朝向外耳道。

云心导引

●它一般和鹤眼一起被称作鹤眼云心，动作重点是眼睛跟着手运动而动。

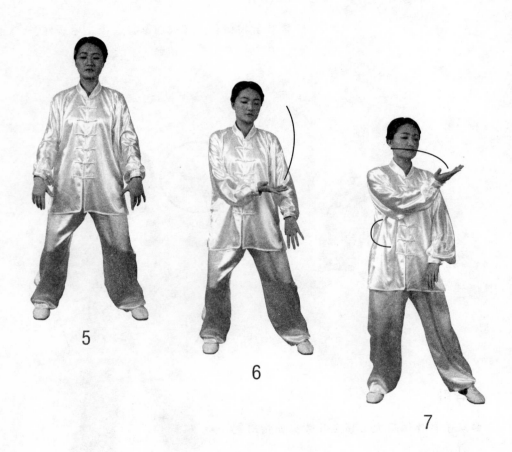

5

6

7

姿势特征

●双脚打开，微屈膝，双手掌在腰部自然下垂。

●重心右移，左手下移，右手上移至左肩部。

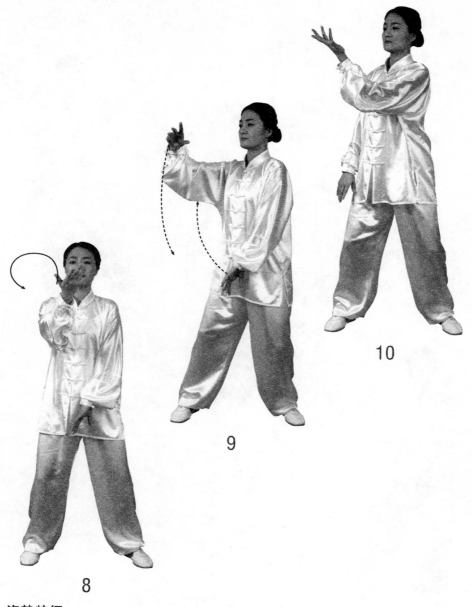

8

9

10

姿势特征

●身体重心左移，右手下移，左手上移至右肩部。

275

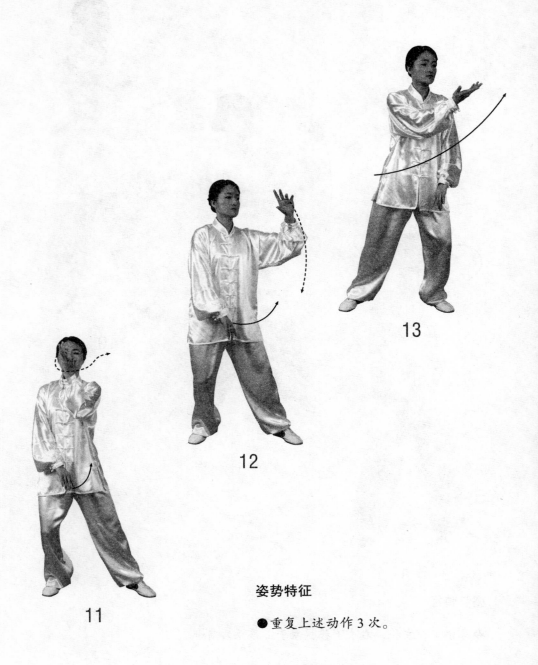

13

12

11

姿势特征

●重复上述动作 3 次。

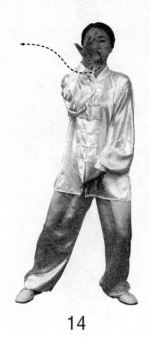

结束动作

14

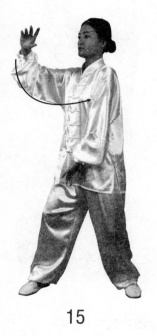

15

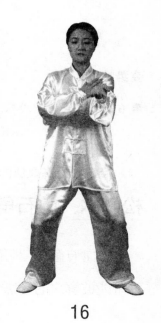

16

姿势特征

●回复马步姿势，右手掌放于左侧中府
　穴位置，左手掌心向上移至与肩齐。

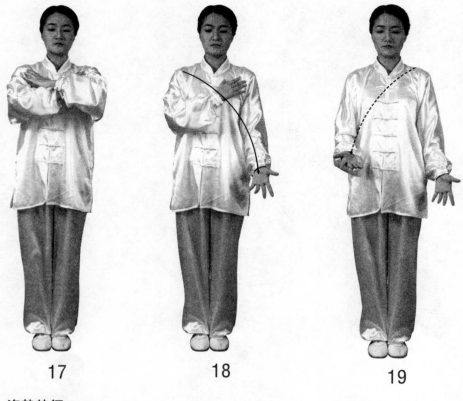

17   18   19

姿势特征

●右手放于左侧中府穴，之后双手再一次向外依次松解开，呈立松姿势。

■■ 治疗4型高血压的运动疗法

松鹤水、山石龟、日鹿心导引运动疗法并行

因血液循环障碍引起的第四种高血压，只采用一种运动疗法是不可能被解决的，需要之前三种运动疗法并行。

血压单位千帕与毫米汞柱对照表

kPa	mmHg	kPa	mmHg	kPa	mmHg	kPa	mmHg	kPa	mmHg	kPa	mmHg
4.1	31	8.1	61	12.1	91	16.1	121	20.1	151	24.1	181
4.3	32	8.3	62	12.3	92	16.3	122	20.3	152	24.3	182
4.5	34	8.5	64	12.5	94	16.5	124	20.5	154	24.5	184
4.7	35	8.7	65	12.7	95	16.7	125	20.7	155	24.7	185
5.0	38	9.0	68	13.0	98	17.0	128	21.0	158	25.0	188
5.1	38	9.1	68	13.1	98	17.1	128	21.1	158	25.1	188
5.3	40	9.3	70	13.3	100	17.3	130	21.3	160	25.3	190
5.5	41	9.5	71	13.5	101	17.5	131	21.5	161	25.5	191
5.7	43	9.7	73	13.7	103	17.7	133	21.7	163	25.7	193
6.0	45	10.0	75	14.0	105	18.0	135	22.0	165	26.0	195
6.1	46	10.1	76	14.1	106	18.1	136	22.1	166	26.1	196
6.3	47	10.3	77	14.3	107	18.3	137	22.3	167	26.3	197
6.5	49	10.5	79	14.5	109	18.5	139	22.5	169	26.5	199
6.7	50	10.7	80	14.7	110	18.7	140	22.7	170	26.7	200
7.0	53	11.0	83	15.0	113	19.0	143	23.0	173	27.0	203
7.1	53	11.1	83	15.1	113	19.1	143	23.1	173	27.1	203
7.3	55	11.3	85	15.3	115	19.3	145	23.3	175	27.3	205
7.5	56	11.5	85	15.5	116	19.5	145	23.5	176	27.5	206
7.7	58	11.7	88	15.7	118	19.7	148	23.7	178	27.7	208
8.0	60	12.0	90	16.0	120	20.0	150	24.0	180	28.0	210